U0893791

健康素养提升系列

营养健康

常识100问

甘肃省卫生健康宣传教育中心◎编

甘肃科学技术出版社
甘肃·兰州

图书在版编目（CIP）数据
营养健康常识100问 / 甘肃省卫生健康宣传教育中心编. -- 兰州 : 甘肃科学技术出版社， 2024. 7（2025. 1 重印）. --（健康素养提升系列）. -- ISBN 978-7-5424-3209-4
Ⅰ. R151. 3-44
中国国家版本馆CIP数据核字第20246WM973号

营养健康常识100问
YINGYANG JIANKANG CHANGSHI 100 WEN
甘肃省卫生健康宣传教育中心　编

责任编辑　陈学祥
封面设计　天下书装

出　版　甘肃科学技术出版社
社　址　兰州市城关区曹家巷1号　730030
电　话　0931-2131572（编辑部）　0931-8773237（发行部）

发　行　甘肃科学技术出版社　　印　刷　三河市嵩川印刷有限公司
开　本　880毫米×1230毫米　1/32　　印　张　3.875　字　数　70千
版　次　2024年7月第1版
印　次　2025年1月第2次印刷
印　数　20 101~23 200
书　号　ISBN 978-7-5424-3209-4　定　价　29.80元

图书若有破损、缺页可随时与本社联系:0931- 8773237
本书所有内容经作者同意授权,并许可使用
未经同意,不得以任何形式复制转载

前　言

全民健康既是中国式现代化的重要基础，也是中国现代化的重要指标。党中央、国务院高度重视健康素养促进工作，明确提出“提高全民健康素养水平，是提高全民健康水平最根本最经济最有效的措施之一”。《“健康中国2030”规划纲要》和《“十四五”国民健康规划》都提出，到2030年健康素养水平要达到30%的目标。大力推进全民健康建设，提升全民健康素养，不仅是健康中国建设的题中应有之义，也会对中国式现代化进程产生影响。

近年来，我国大力实施健康中国战略，出台一系列政策举措，推进健康中国建设，开展健康知识普及行动，取得明显成效。同时也要看到，我国居民健康素养仍有提升空间，甘肃省居民健康素养水平和发达地区相比还存在较大差距，农村居民的健康素养仍然有待提升。

为进一步推动卫生健康工作从“以治病为中心”向“以健康为中心”转变，更加全面系统提升居民健康素养，教育引导居民个人真正成为自己健康的“第一责任人”，贯彻落实甘肃省委、省政府《关于加快推进卫生健康事业高质量发展的意见》中提出的2027年全民健康素养水平提高到28%的目标，甘肃省卫生健康委员会、甘肃省卫生健康宣传教育中心特组织健康科普专家团队编写了“健康素养提升系列”丛书。丛书以生活常识和常见病、慢性病为主题，图文并茂、通俗易懂，旨在引导群众增强健康意识、提升健康素养、培养健康技能、促进健康行为，帮助读者树立预防为主理念，养成文明健康的生活方式。

由于编写时间较短，难免有不完善之处，敬请读者批评指正。

编者

2024年6月

目　录

一、食品的选购、食用与保存

二、食品与烹饪

三、营养与膳食

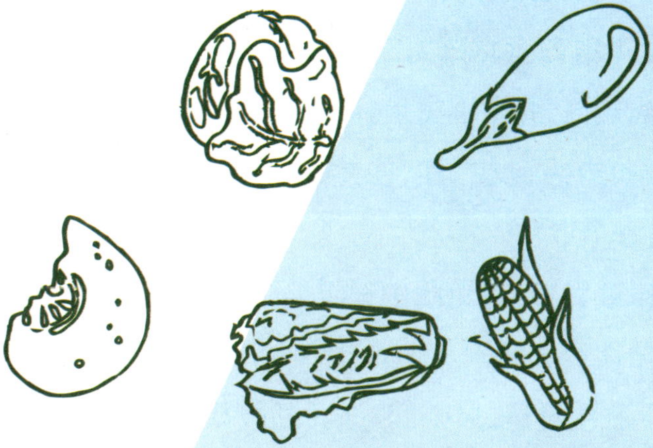

一、食品的选购、食用与保存

1. 喝牛奶会导致高血脂和发胖吗?

喝牛奶不会引起高血脂和发胖。乳脂肪极易消化分解,很难在体内沉积;另外,牛奶中还含有抑制胆固醇合成的物质,牛奶中乳清酸可改善脂肪代谢,丰富的钙质也可以减少胆固醇的吸收,这些成分的协调作用不仅不会使血脂升高,相反有降低血脂的作用。

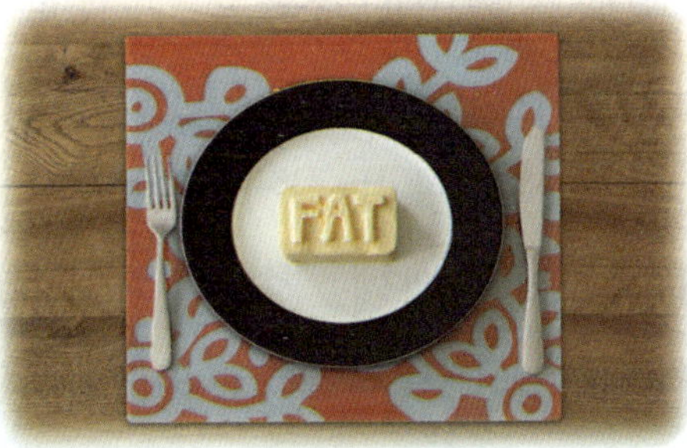

2. 怎样科学饮用牛奶?

(1)从乳牛挤出的鲜牛奶所含细菌较多,不能直接饮用,应杀菌后才能饮用。

(2)经过杀菌后的鲜牛奶,饮用时无须再煮沸,以免造成营养成分损失。

（3）牛奶不适于喂养6个月以内的婴儿，以免对婴儿肾脏及钙的吸收造成影响。

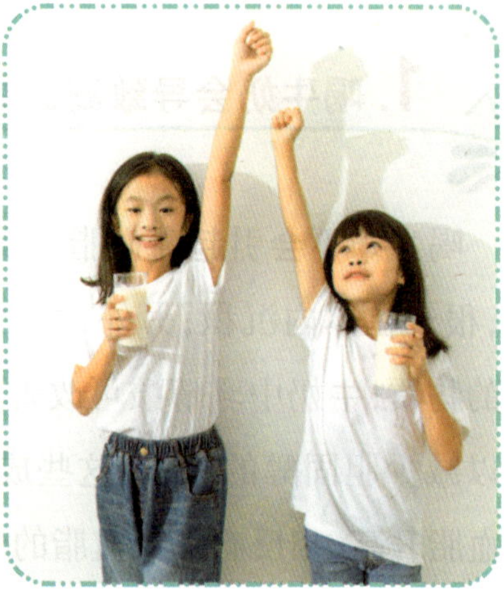

（4）牛奶不宜空腹喝。空腹喝牛奶，会导致营养素的吸收率降低，并增加腹胀、腹泻发生的风险。而谷物中的膳食纤维可增加牛奶在胃肠中的停留时间，使机体能更加完全地消化和吸收食物中的营养素，并且可以减少腹泻的发生。所以，喝牛奶时一定要搭配食物“伴侣”，最好是固体主食，如面包、烤馒头片、饼干、蛋糕等。

（5）喝牛奶最好不加糖。否则，不但不易被消化吸收，还会滞留在消化道中，影响肠胃功能。

3. 哪些人不宜饮牛奶？

（1）对牛奶过敏的人。牛奶中的蛋白质对人体来说是一种异性蛋白。有些人对这种异性蛋白会产生过敏反应，喝入牛奶后会出现呕吐、腹痛、腹泻、哮喘及皮肤过敏等症状。

(2)缺铁性贫血患者。食物中的铁需要在消化道中转化成亚铁才能被人体吸收和利用。当人们喝入牛奶后,其体内的亚铁就会与牛奶中的钙盐、磷盐等结合成不溶性化合物,从而使铁的含量减少。如果缺铁性贫血患者喝了牛奶,会加重其贫血的症状。

(3)消化性溃疡患者。牛奶虽可缓解胃酸对溃疡面的刺激,但牛奶能刺激胃黏膜使其分泌大量的胃酸,从而加重患者的病情。

(4)反流性食道炎患者。反流性食道炎是由于食管下括约肌收缩力下降,使胃及十二指肠内的液体反流进入食管而引起。含有脂肪的牛奶会降低食管下括约肌的张力,加重胃液和肠液的反流,从而加重患者的食道炎症状。

(5)胆囊炎和胰腺炎患者。牛奶中脂肪的消化需要胆汁和胰腺酶的参与。所以,患有胆囊炎和胰腺炎的人喝入牛奶后,会增加胆囊和胰腺的负担,从而使病情加重。

(6)腹部手术后的患者。此类病人多有肠胀气的症状。牛奶中含有较多的脂肪和酪蛋白,这些物质在胃肠内不易被消化。它们在肠道内停留过久就会产生气体,从而使患者肠胀气的症状加重,不利于患者肠蠕动功能的恢复。

4. 什么人宜多喝酸奶？

以下10类人群多喝酸奶可对疾病起到辅助治疗作用：经常性饮酒者，经常性吸烟者，经常从事电脑操作者，患有粉尘职业病者，接受化疗治疗患者，经常便秘患者，服用抗生素患者，萎缩性胃炎患者，骨质疏松患者，心血管疾病患者。

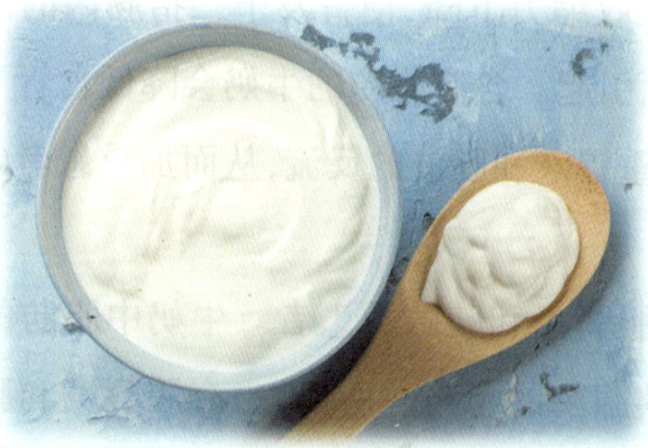

5. 为什么进口纯牛奶没有生产日期？

根据不同地区法规要求，食品生产日期的标注也有所不同。大部分国外原装进口的纯牛奶都不标注生产日期，只会标注最佳饮用期限或者最晚饮用时间，如：Best

Before-日-月-年，这样的标注表示，在这个日期前，该产品是安全合格的。

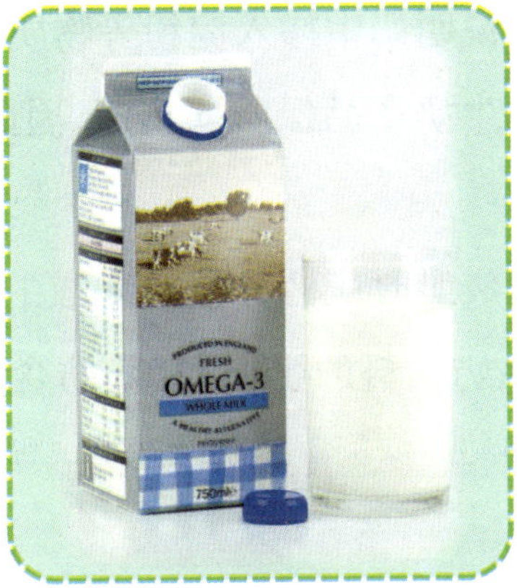

6. 如何选购鲜牛奶和奶制品？

新鲜优质牛奶应有鲜美的乳香味，不应有酸味、鱼腥味、饲料味、杂草味、酸败臭味等异常气味，奶滋味是由微微甜味、酸味、咸味和苦味4种滋味融合而成的，但不应尝出酸味、咸味、苦味、涩味等异味。

选购牛奶时，应注意以下几点：

（1）选择规模较大、产品质量和服务质量较好的知名企业的产品。

（2）观察包装是否有胀包，奶液是否是均匀的乳浊液。如发现奶瓶上部出现清液，下部呈豆腐脑沉淀在瓶底，说明奶已变酸、变质。

(3)用搅拌棒将奶汁搅匀，观察奶液是否带有红色、深黄色；有无明显的不溶杂质；有无发黏或凝块现象。如果有以上现象，说明奶中掺入淀粉等物质。

(4)由于酸牛奶产品保质期较短，因此选购酸牛奶时应少量多次。

(5)在选购酸奶时应区分酸奶和酸牛奶饮料，观察营养成分表：酸牛奶饮料的蛋白质、脂肪含量较低，一般在1.5%以下。

7. 如何选购奶粉？

“一看”，就是看奶粉包装物。产品包装物印刷的图案、文字应清晰，文字说明中有关产品和生产企业的信息标注齐全；然后是看产品说明，无论是罐装奶粉或袋装奶粉，其包装上都会有配方、执行标准、适用对象、食用方法等必要的文字说明。

“二查”，就是查奶粉的生产日期和保质期限。一般罐装奶粉的生产日期和保质期限分别标示在罐体或罐底上，袋装奶粉则分别标示在袋的侧面或封口处，消费者据此可以判断该产品是否在安全食用期内。

“三压”，就是挤压一下奶粉的包装，看是否漏气。一般罐装奶粉密封性能较好，能有效遏制各种细菌生长，而袋装奶粉阻气性能较差。在选购袋装奶粉时，双手挤压一下，如果漏气、漏粉或袋内根本没气，说明该袋奶粉已潜伏质量问题，不要购买。

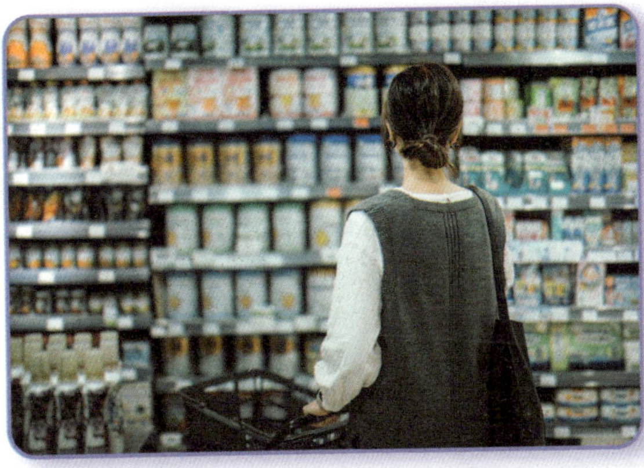

“四摇(捏)”，就是通过摇(捏)检查奶粉中是否有块状物。一般可通过罐装奶粉上盖的透明胶片观察罐内奶粉，摇动罐体观察，奶粉中若有结块，则证明有产品质量问题。袋装奶粉的鉴别方法是用手去触捏，如手感松软平滑且有流动感，则为合格产品；如手感凹凸不平，并有不规则大小块状物，则该产品为变质产品。

8. 能以鲜奶煮后“结皮”的多少来判断奶的质量好坏吗？

正常牛奶中含有3.1%以上的脂肪，当牛奶加热在80℃以上时，由于水分的蒸发和乳脂肪的上浮以及蛋白质的变性，其表面会形成“皮膜”。但现代的乳品加工将脂肪球进一步打碎，使乳脂肪均匀分散在牛奶中，这样更利于人体的吸收和消化，能够很好地避免“皮膜”的形成。所以仅从加热后表面“结皮”的多少来判断奶的质量好坏是不科学的。

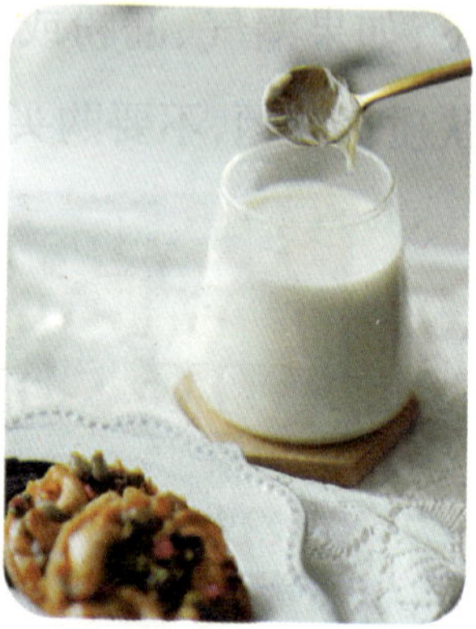

9. 纯果汁能完全代替水果吗？

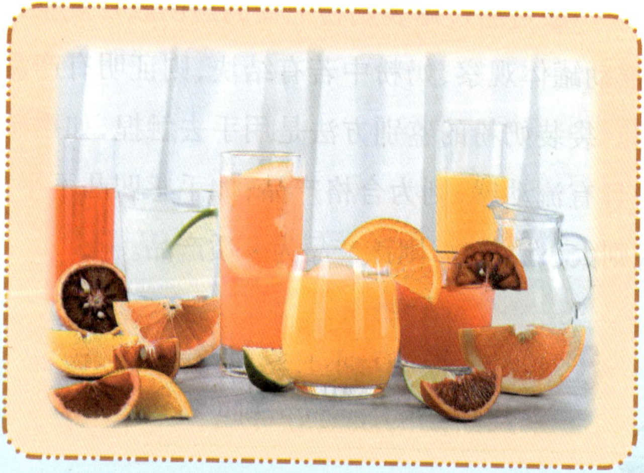

虽然纯果汁比普通的果汁饮品要好，但它还是不能与水果等同，代替不了水果。由于水果中都含有较多的

纤维素，而经过加工的果汁中不含膳食纤维。人体摄入纤维素不足不仅会引起肠功能紊乱，容易发生便秘，而且会使肠道内厌氧菌繁殖增多，有害物增多，这也是导致结肠癌的原因之一。同时，果汁含糖量高，吃完饭再喝果汁会增加热量的摄入；另外，吃水果时可以增加牙的咀嚼力和面部肌肉的活动，增加唾液的分泌，有益于牙齿健康和面部的美容，这些都是果汁代替不了的。

10. 生病吃什么水果你知道吗？

(1)肥胖：肥胖病人和正在减肥的人最好少吃苹果和提子，因为前者高热量，后者高糖分。

(2)腹泻：病情比较轻微的情况下宜吃葡萄、石榴、苹果、杨梅等利于消化、吸收的水果；不宜吃香蕉、梨、西瓜等偏寒、润肠通便的水果。

(3)便秘、痔疮：宜吃香蕉、梨、桃、柑橘，以润肠通便；不宜吃柿子、山楂、苹果、莲子等。

(4)溃疡、胃酸过多：不宜吃酸梨、柠檬、杨梅、青梅、李子等含酸较高的水果，以防有损溃疡愈合，或因胃酸骤增而加重病症。

(5)食积、哮喘：不宜吃枣等易生痰、助热、有碍脾胃消化的水果。

（6）贫血：不宜吃橙子、柿子等水果，因其含较多的鞣质，极易与铁质结合，能阻碍肌体对铁的吸收，且还能引起便秘。

（7）糖尿病：宜吃富含果胶、能改变胰岛素分泌量、具有降低血糖作用的水果，如菠萝、杨梅、樱桃；不宜吃含糖分较高的水果，如枣子、葡萄、香蕉、苹果、梨、无花果、荔枝、柠檬等。

（8）肝炎：宜吃香蕉、梨、枣、柑橘、苹果、西瓜等富含维生素C，有保护肝脏、促进肝细胞再生功能的水果。

（9）急性肾炎：如有肾功能不良或浮肿而需要忌盐者不宜吃香蕉，因香蕉中含有较多的钠盐，能加重浮肿，增加心脏和肾脏的负担。

（10）心力衰竭、严重水肿：不宜吃含水分多的西瓜、梨、菠萝等水果，因大量水分会使心力衰竭、水肿病情加重。

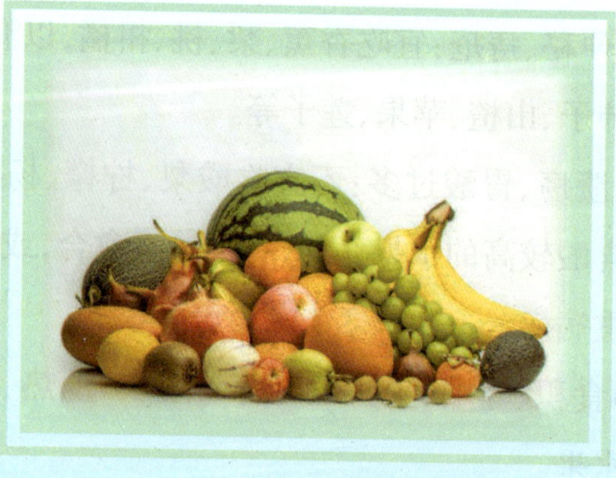

(11)高血压、动脉硬化:宜吃山楂、枣、柑橘等富含维生素C,有降压、缓解血管硬化作用的水果。

(12)心肌梗死、中风:宜吃西瓜、香蕉、柑橘、桃等帮助消化的水果;不宜吃柿子、苹果、莲子等水果,因含鞣酸有收敛作用,易引起便秘,会使病情加重。

(13)冠心病、高血脂:宜吃柑橘、柚子、山楂、桃、草莓等水果,因这些水果富含维生素C和烟酸,具有降低血脂和胆固醇的作用。

(14)呼吸道感染:尤其是伴有咽痛、咳嗽、痰多的病人,宜吃梨、枇杷、橙子、杏、罗汉果等能化痰、润肺、止咳的水果。

(15)发烧:宜吃具有生津止渴、解热散毒功能的梨、柑橘等水果。因发烧病人出汗多,梨、橘子等含有充分的水分和钾,对发烧病人更有益。

(16)体质燥热:宜吃梨、香蕉、西瓜等性偏寒的水果;不宜吃葡萄、柑橘、枣、樱桃等属温热的水果。

11. 不宜空腹食用的水果有哪些?

(1)柑橘:柑橘含有大量的糖分和有机酸,空腹吃会对胃黏膜造成不良刺激,使脾胃满闷、嗝酸、吐酸水。

(2)香蕉:香蕉含有较多的镁元素,空腹吃香蕉,会使人体中的镁骤然升高而破坏血液中的镁钙平衡，对心血管产生抑制作用，不利于身体健康。

（3）柿子：柿子含有柿胶酚、单宁酸和鞣红素，它们有很强的收敛作用。如果空腹一次食入过多，在胃酸的作用下，上述物质与食物中的纤维素、残渣混合凝固成团，会形成大小不等的胃柿石，小的可随粪便排出，大的则会堵塞胃的幽门，形成柿石症。此类患者会出现上腹饱胀、灼烧、疼痛、恶心、呕吐，重时可发生胃机械性阻塞。

（4）山楂：山楂的酸味具有行气消食作用，但若空腹食用，不仅耗气，而且会增加饥饿感并加重胃病。

（5）甘蔗和鲜荔枝：空腹时吃甘蔗或鲜荔枝切勿过量，否则会因体内突然渗入过量高糖分而发生"高渗性昏迷"。

12. 水果和蔬菜能相互代替吗?

水果和蔬菜虽然营养相近，但它们并不能相互代替。

首先，水果不能代替蔬菜。从营养素的总体含量来说，蔬菜中含有的矿物质、无机盐和维生素等含量一般来说比水果丰富，蔬菜中含有的植物粗纤维能刺激肠道蠕动，防止便秘，减少肠对体内毒素的吸收，有防肠癌作用。另外蔬菜含果糖较水果少，摄入过多的糖分会在肝脏内转为脂肪，使人容易发胖。

其次，蔬菜不能代替水果。水果香甜又方便食用，多数水果都含有蔬菜中所没有的具有生物活性的非营养物质，如各种有机酸（柠檬酸、苹果酸和葡萄中的酒石酸等）、酚酸类物质和芳香类物质，在促进食欲、帮助营养物质吸收方面具有重要作用，水果较蔬菜来说不需烹调，没有营养损失问题。

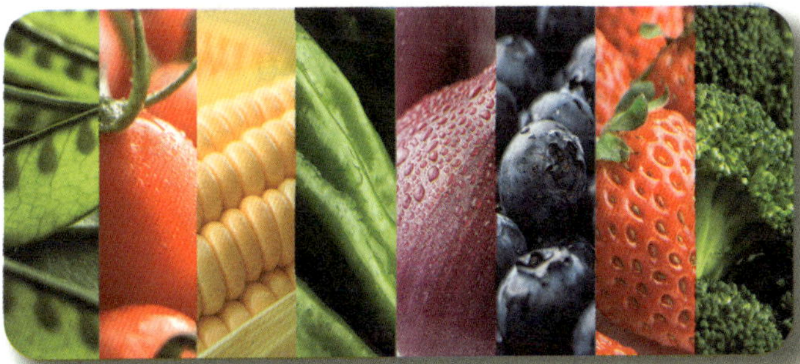

13. 水果食用禁忌有哪些？

西瓜：味甘性寒，脾胃虚寒、肠胃功能不佳者和糖尿病患者忌食。

柿子：味甘性寒，多食生痰败胃，产后血虚、外感风寒者及酒后者忌食。

荔枝：味甘酸性温，阴虚火旺、糖尿病患者忌食。

广柑：味甘酸性凉润，肺寒、大肠滑泻者忌食。

柑橘:味甘酸性温,阴虚阳亢者忌食。

雪梨:味甘性凉,肺寒者忌食。

红枣:味甘性温,胃痛腹胀、消化不良者忌食。

香蕉:味甘性寒滑,腹泻便溏者忌食。

橄榄:味甘酸性凉,胃痛反酸者忌食。

荸荠:味甘性凉,脾胃阳虚、便溏者忌食。

龙眼:味甘性温,实热、阳虚者忌食。

桃子:味甘酸性微温,胃火、血热者忌食。

菠萝:味甘酸性微温,胃酸过多者忌食。

杏子:味甘酸性温,疖肿、龋齿、腹泻者忌食。

14. 蔬菜食用禁忌有哪些?

辣椒:性辛温,胃热、痔疮者和肛裂患者忌食。

生姜:性辛温,热病、疮痈病人忌食。

韭菜:性辛温,行气活血,助肾阳,阴虚阳亢者及孕妇少食。

大蒜:性辛温,多食上火,损目伤肝,红眼病和阴虚火旺者忌食。

萝卜:性甘寒,下气,脾胃虚寒者及服用参茸者忌食。

黄瓜:性甘凉,脾胃虚寒者忌食。

苋菜:性寒滑,脾虚便溏者忌食。

芋艿：性甘温，胃脘痛、大便溏者忌食。

竹笋：性甘寒涩，患毒疮痈肿者忌食。

芹菜：性辛香，血虚病人忌食。

芫荽：性辛温香，阴虚者及皮肤瘙痒者忌食。

四季豆：性寒有小毒，胃寒者忌食。

冬瓜：性甘寒，阳虚患者忌食。

紫菜：性甘寒滑，脾胃虚寒便溏者忌食。

白菜：性甘寒，肺寒咳嗽者忌食。

红薯：味甘平，胃虚吐酸者及大便溏泻者忌食。

15. 为什么苹果最好带皮吃？

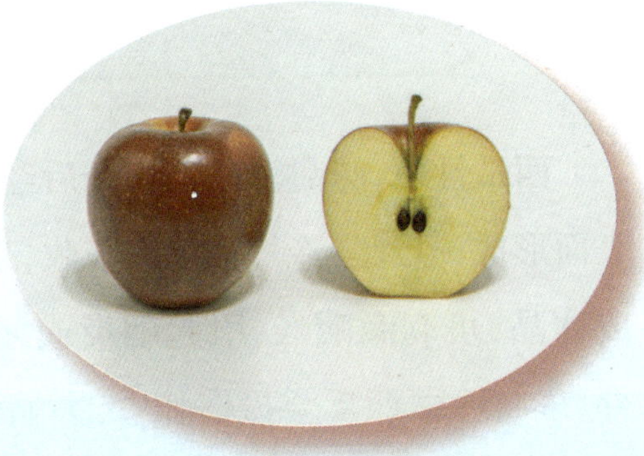

许多人在食用或加工苹果时，果皮经常被弃掉，但是研究表明，苹果皮中含有丰富的抗氧化成分及生物活性物质，吃苹果皮对健康有益：其中含有酚类物质、黄酮类物质以及二十八烷醇等，这些活性物质可以抑制引起血压升高的血管紧张素转化酶，有助于预防慢性疾病，如心血管疾病、冠心病，降低其发病率；此外，苹果皮

可以抑制齿垢的酶活性及口腔内细菌的生长，具有抗蚀作用，可以保护牙齿；它还可以使皮肤白嫩，防止黑色素的生成，有美容功效。所以建议在食用苹果时，最好清洗干净后带皮一起吃。

16. 为什么西瓜放在冰箱里不要超过2h?

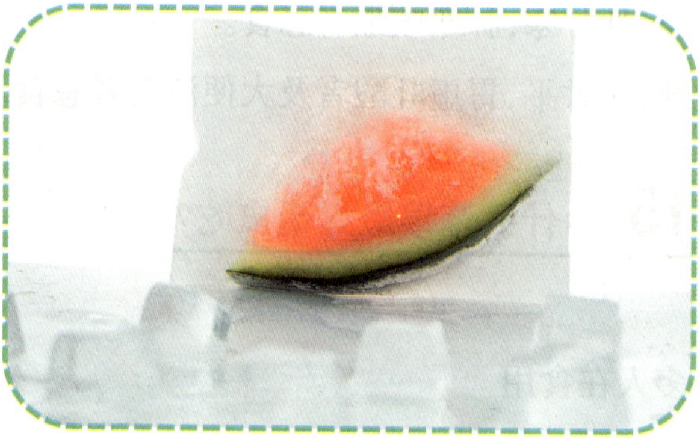

西瓜性寒，味甜。西瓜切开后经较长时间冷藏，瓜瓤表面形成一层膜，冷气被瓜瓤吸收，瓜瓤里的水分往往结成冰晶，可刺激咽喉，引起咽炎或牙痛等不良反应。另外，多吃冷藏西瓜会损伤脾胃，影响胃液分泌，使食欲减退，引起消化不良。特别是老年人消化机能减退，吃后易引起厌食、腹胀痛、腹泻等肠道疾病。如果是在远行、剧烈运动之后，大量吃冰西瓜，胃平滑肌和黏膜血管突然遇到过冷食物刺激，很容易出现收缩痉挛，引发胃痛或加重胃病。因此,西瓜不宜冷藏后再吃,最好是现买现吃。如果买回的西瓜温度较高,需要冷处理一下,可将西瓜放入冰箱降温,应把温度调至15℃,西瓜在冰箱里的时间不应超过2h。这样才既可防暑降温,又不伤脾胃,还能品尝西瓜的甜沙滋味。

17. 如何留住蔬菜中的维生素C?

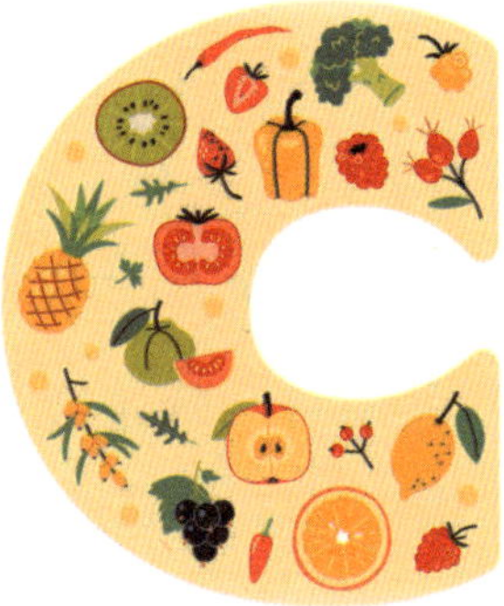

(1)现购现吃:蔬菜越新鲜含维生素C越高,储存过久,蔬菜中的氧化酶能使维生素C氧化而破坏。

(2)先洗后切:如果先切后洗,蔬菜切断面溢出的维生素C会溶于水而流失。切好的菜还要迅速烹调,放置稍久也易导致维生素C氧化。

(3)急火快炒:维生素C会因加热过久而被严重破坏。急火快炒,可减少维生素C的损失。

(4)淀粉勾芡:烹调时可加少量淀粉,淀粉中的谷胱甘肽有保护维生素C的作用。

(5)焯菜水要多:焯菜时应火大水多,在沸水中迅速翻动后立即捞出，这样可减少维生素C的破坏。

(6)忌铜餐具：餐具中的铜离子在烹调或装菜时可使蔬菜中的维生素C氧化加速。

18. 蔬菜搭配有什么禁忌？

萝卜：严禁与橘子同食，否则易患甲状腺肿大；忌与胡萝卜、何首乌、地黄同食；服人参时也应忌食。

甘薯：不能与柿子同食，会形成胃柿石，引起胃胀、腹痛、呕吐，严重时可导致胃出血等，甚至危及生命；甘薯也不宜与香蕉同食。

韭菜：不可与菠菜同食，二者同食有滑肠作用，易引起腹泻；不可与蜂蜜同食，同食易引起心痛；不可与牛肉同食，同食令人发热动火。

茄子：忌与黑鱼、蟹同食，同食有损肠胃，并且一般过老熟的茄子不宜食，易引起中毒。

菠菜：不宜与豆腐同食，易使人缺钙；忌与韭菜同食。

南瓜：不可与富含维生素C的蔬菜、水果同食；不可与羊肉同食，否则易发生黄疸和脚气病。

竹笋：不宜与豆腐同食，同食易生结石；也不可与糖、羊肝同食。

茭白：不宜与豆腐同食，否则易形成结石。

芹菜：忌与醋同食，否则易损伤牙齿；也不宜与黄瓜同食。

芥菜：忌与鲫鱼同食，否则易引发水肿。

19. 生吃蔬菜安全吗？

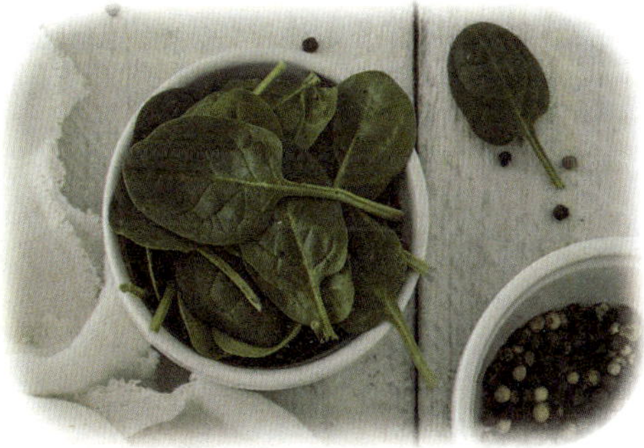

如果能合理地选择蔬菜品种，并将它们清洗干净，生吃应该说不仅很安全，而且很有营养，更健康，如易消化的红萝卜、卷心菜等。但生食并不适用于所有的蔬菜，如：鲜芸豆，食生芸豆或半生不熟的芸豆都易中毒；秋扁豆，特别是经过霜打的鲜扁豆，食前应用沸水焯或熟油炸，直至变色熟透，方可食用。

20. “早上金苹果，晚上毒苹果”是真的吗？

从营养价值来看，不管是早上吃、中午吃还是晚上吃，苹果的营养价值并没有改变，之所以会有“毒苹果”的说法，是因为如果晚上吃过多苹果或其他水果，会导致能量摄入过多，加重胃肠道负担，容易引起肥胖，但这种说法的前提是摄入苹果或其他水果的量很大。

21. 豆腐和豆浆如何保存？

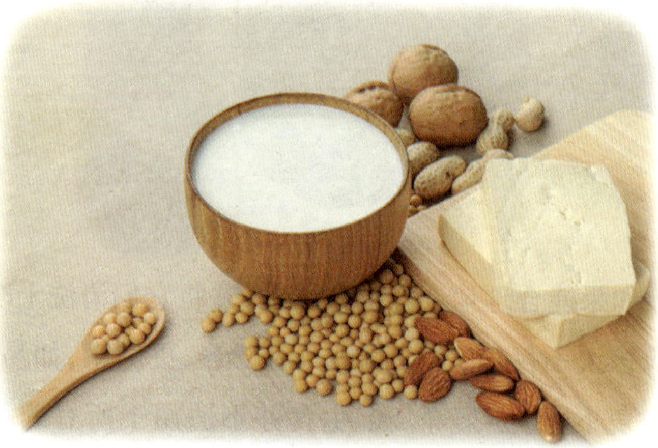

豆腐和豆浆是富含蛋白质的食品。蛋白质是细菌的良好培养基，如果豆腐和豆浆放置在温度较高的环境，时间一久就极易腐败。一般在常温下也不易久存。夏季最好当天食用，春、秋、冬季最好也不要超过3d。工业化生产的盒装豆腐在2～8℃下可保质7d，工业化生产的袋装（复合薄膜）豆腐在5～10℃下保质期为3d。

22. 饮用豆浆应注意什么？

(1)忌喝未煮熟的豆浆，否则会发生恶心、呕吐、腹泻等中毒症状。当豆浆煮至85～90℃时，皂素因受热膨胀而产生大量气泡，易出现“假沸现象”，如果此时吃了以后就容易发生恶心、呕吐、腹泻等中毒症状。当家庭自制豆浆或煮黄豆时，应在100℃(煮开)的条件下，加热约10min之后，才能放心地食用。

(2)忌在豆浆里打鸡蛋。因为鸡蛋清会与豆浆里的抗胰蛋白酶因子结合，从而不利于人体消化吸收。

(3)忌冲红糖。豆浆中加红糖喝起来味甜香，但红糖里的有机酸和豆浆中的蛋白质结合后，可产生变性沉淀物，破坏营养成分。

(4)忌空腹饮豆浆。豆浆里的蛋白质大都会在人体内转化为热量而被消耗掉，不能充分起到补益作用。饮豆浆的同时吃些面包、糕点、馒头等淀粉类食品，可使豆浆中蛋白质在淀粉的作用下，与胃液发生酶解，使营养物质被充分吸收。同样的道理，也不要空腹喝牛奶。

(5)忌装保温瓶。用保温瓶储存豆浆，经过3～4个小时即可使豆浆酸败变质而不能饮用。

(6)忌喝超量。一次饮用豆浆过多，易引起过食性蛋白质消化不良症，出现腹胀、腹泻等不适反应。

(7)忌与蜂蜜同食。豆浆中蛋白质含量比牛奶还高，而蜂蜜主要含有75%左右的葡萄糖和果糖，还含少量有机酸，两者冲兑时，有机酸与蛋白质结合产生变性沉淀，不能被人体吸收。

(8)忌与药物同饮。有些药物会破坏豆浆里的营养成分，如四环素、红霉素等抗生素药物。

23. 如何选购豆芽?

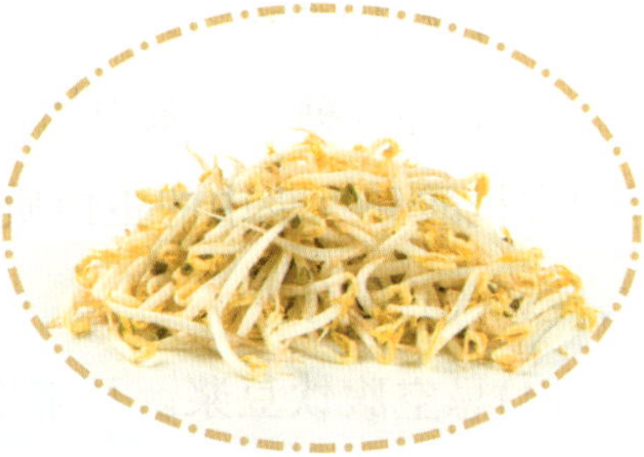

近些年，农贸市场上卖的一种又矮又胖的"无根豆芽"，因其鲜嫩肥大，又可省去摘根须之劳而受消费者青睐，但这种无根豆芽菜在培育过程中会加入一种叫作"除草剂"的物质催发生长，而除草剂具有很强的毒性。

自然培育的豆芽其豆芽秆挺直稍细，芽脚不软，有光泽；化肥浸泡过的豆芽秆粗壮，色泽灰白，如果将豆芽折断，断面会有水分冒出，有的还残留化肥的气味；自然生长的豆芽根须发育良好，而用化肥泡过的豆芽根短、少根或无根。

24. 哪些人要慎吃豆制品?

豆制品虽然营养丰富,但也并非人人皆宜。患有以下疾病者应当忌食或者少吃豆制品:

(1)消化性溃疡:严重消化性溃疡病人不要食用豆制品,因为豆制品中嘌呤含量高,有促进胃液分泌的作用;整粒豆中的膳食纤维还会对胃黏膜造成机械性损伤;豆类所含的低聚糖如水苏糖和棉子糖,被肠道细菌发酵,能分解产生一些气体,进而引起嗝气、肠鸣、腹胀、腹痛等症状。

(2)胃炎:急性胃炎和慢性浅表性胃炎病人也不要食用豆制品,以免刺激胃酸分泌和引起胃肠胀气。

(3)肾脏疾病:肾炎、肾衰竭和肾脏透析病人应食用低蛋白食物,为了保证身体的基本需要,应在限量范围内选用适量含必需氨基酸丰富而含非必需氨基酸较低的食品。与动物性蛋白质相比,豆类含非必需氨基酸较高,故应禁食。

(4)痛风:痛风是由于过多摄入高蛋白高脂肪食物导致机体嘌呤代谢紊乱。因此患者在痛风急性期间一定要禁用含嘌呤多的食物,其中包括干豆类及豆制品。

25. 米要多淘久泡吗？

大米不宜多淘，因为米中含有一些溶于水的维生素和无机盐，而且很大一部分在米粒的外层，多淘或用力搓洗、过度搅拌会使米粒表层的营养素随水大量流失掉。同时，米也不宜久泡，如果淘洗之前久泡，米粒中的无机盐和可溶性维生素会有一部分溶于水中，再经淘洗，损失更大。除此之外，米久泡之后还易粉碎。因此，淘米时应注意如下几点：

（1）用凉水淘洗，不要用流水或热水淘洗。

（2）用水量、淘洗次数要尽量减少，以去除泥沙为度。

（3）不要用力搓洗和过度搅拌。

（4）淘米前后均不应浸泡，淘米后如果已经浸泡，应将浸泡米的水和米一同下锅。

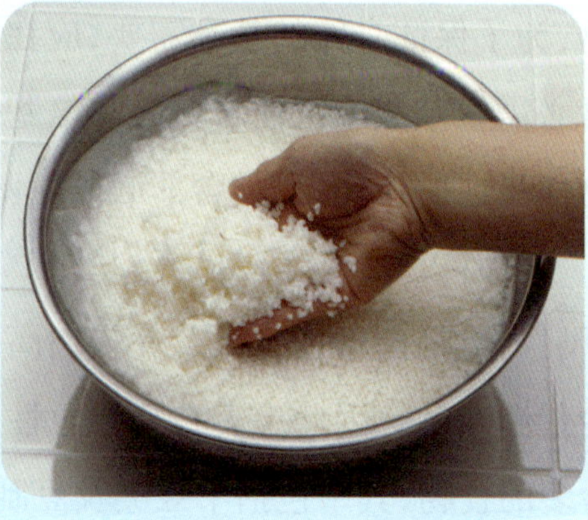

26. 怎样选购和保存大米?

一看:看大米的色泽和外观。正常大米大小均匀、丰满光滑,有光泽、色泽正常。

二闻:新米有天然清香味,色亮;陈米色暗,有霉味,严重的有臭味,呈黄绿色。

三尝:尝大米的味道。取几粒大米放入口中细嚼,正常大米微甜,无异味。

四洗:虫蛀米加水后漂浮于水面,霉变严重的大米淘洗后水呈绿色。

家庭储存的大米要放在阴凉、通风、干燥处,避免高温、光照。用容器(米桶或米缸)装米时,在装米前先用纸点火烘干、消毒容器。大米买回后,装进米桶或米缸把盖盖好,放在离地面30cm高的干燥、通风之处。

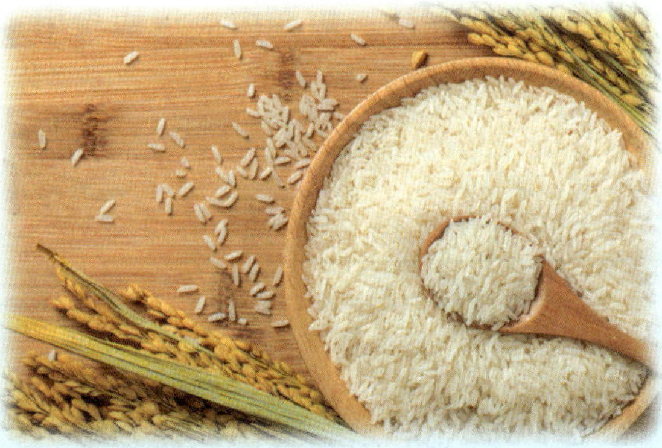

27. 如何选购速冻面米制品？

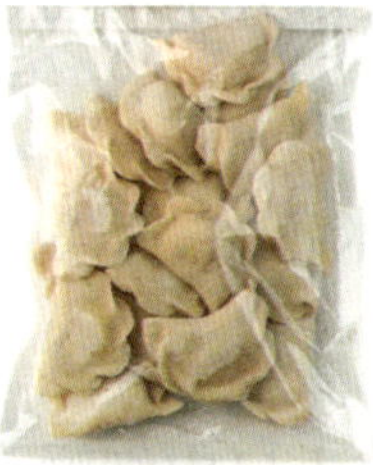
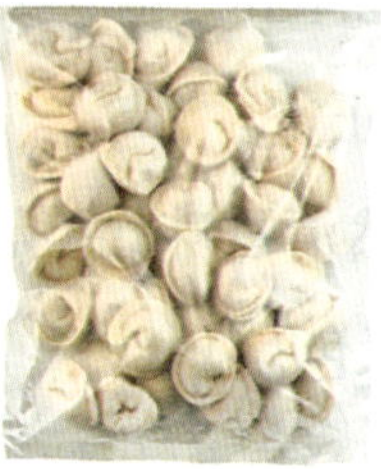
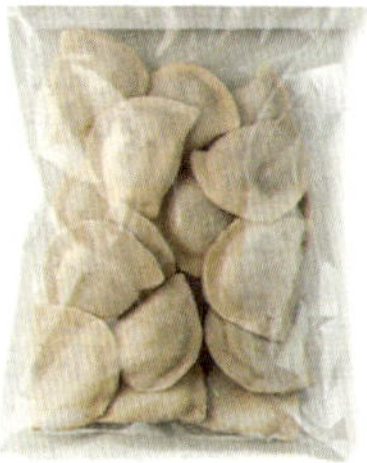

应选购存放于低温冷柜中、保质期内、包装完整、冷冻坚硬、形状正常的食品。如发现冷柜温度变暖、包装破损、饺子粘成一坨（有可能是冷柜温度变化，货品被反复冻融所致），不宜购买。

速冻食品要随吃随买，每次尽量少买，应在交款前最后将速冻食品放上购物车，并以最短的时间运送回家，第一时间放入冰箱冷冻层。短期内应尽快食用，不要贮存过久。

28. 油在什么条件下保存最好？

食用植物油有“四怕”：一怕直射光，二怕空气，三怕高温，四怕进水。因此，保存食用油要避光、密封、低温、防水。食用油的储存温度以10~15℃为最好，一般不应超过25℃。因此，夏季不宜过多储存食用油，应边购边用，经常食用新鲜油。食用油在不使用时，除了远离炉灶，还应避免靠近暖气管道、高温电器等。

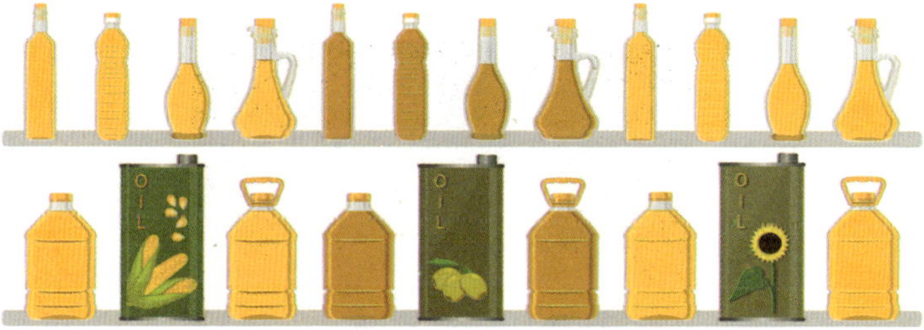

29. 鸡蛋、鸭蛋、鹅蛋、鹌鹑蛋哪种更有营养？

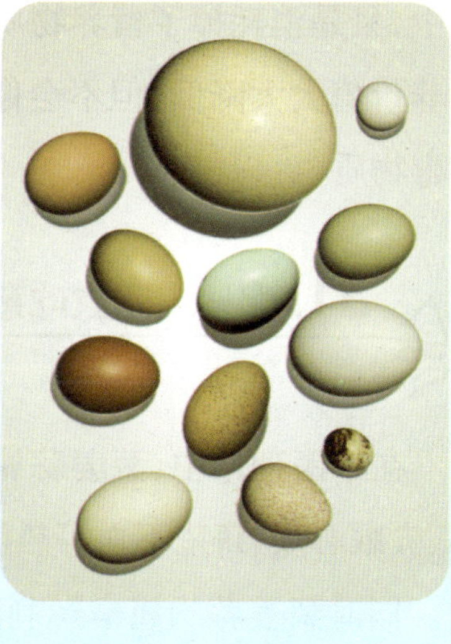

鸡蛋：每100g鸡蛋里大概含10g脂肪、13g蛋白质，每天吃一个鸡蛋能够补充人体所需的10%~15%的维生素A。

鸭蛋：每100g鸭蛋里大概含13g脂肪，鸭蛋维生素E和磷的含量比鸡蛋多一点。

鹅蛋：每100g鹅蛋里大概含16g脂肪、11g蛋白质。

鹌鹑蛋：5~6个鹌鹑蛋相当于1个鸡蛋，鹌鹑蛋的维生素B_2、维生素E、硒的含量比鸡蛋稍微高一点。

30. 姜蒜发芽了还能吃吗？

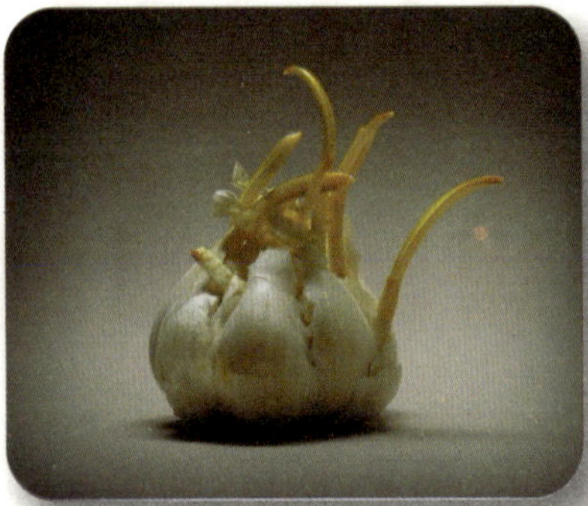

发芽的生姜、大蒜仍然可以吃。姜和大蒜在发芽过程中，只是消耗掉了营养物质，导致姜、蒜瓣萎蔫、干瘪，营养价值大大降低，但不会像土豆在发芽过程中会产生有毒物质。

31. 哪些人不宜吃葱姜蒜？

在中医理论中，葱姜蒜属于发物，面目红赤、发热口渴、失眠心烦、痔疮下血等热症者忌食葱姜蒜这类热性食物。同时葱姜蒜均属辛辣刺激性食物，患有口腔、咽喉、肺部炎症或肿瘤、胃肠道疾病（急性胃肠炎、胃溃疡等）者均不宜食用。而对于面色苍白、手足冰冷、外感风寒等寒症者应适量多食。

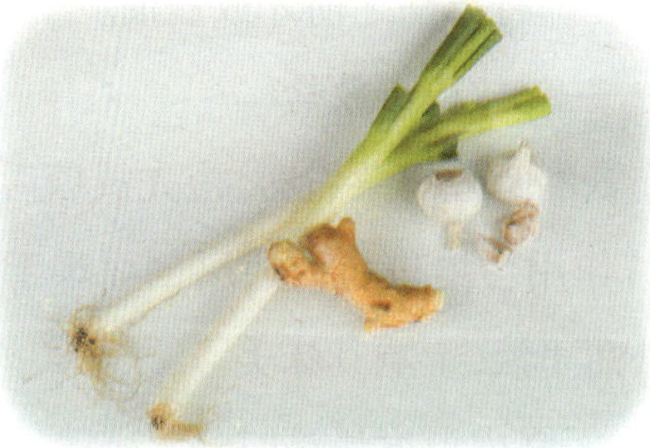

32. 做菜何时放调料最有营养？

（1）盐——先后有讲究

用豆油、菜籽油做菜时，为减少蔬菜中维生素的损失，一般应炒过菜后再放盐；用花生油做菜时，由于花生油很容易被黄曲霉菌污染，故应先放盐炸锅，这样可以大大减少黄曲霉菌毒素；用荤油做菜时，可先放一半盐，以去除荤油中有机氯农药的残留量，而后再加入另一半盐；在做肉类菜肴时，为使肉类炒得嫩，在炒至八成熟时放盐最好。

（2）醋——早加为好

烧菜时假使在蔬菜下锅后就加一点醋，能减少蔬菜中维生素C的损失，增进钙、铁、磷等矿物成分的溶解，提高菜肴营养价值和人体的吸收利用率。

(3)酱油——出锅之前

酱油在锅里高温久煮会破坏其营养成分并失去鲜味。因而应在即将出锅之前才放酱油。

(4)糖——先放糖再放盐

在制作糖醋鲤鱼等菜肴时,应先放糖后加盐,否则食盐的“脱水”作用会增进蛋白质凝固而难于将糖味吃透,从而造成外甜里淡,影响其味美。

(5)酒——锅内温度最高时

烧制鱼、羊等荤菜时,放一些料酒可以借料酒的蒸发除去腥气。因而加料酒的最佳时间应当是烹调过程中锅内温度最高的时候。另外,炒肉丝要在肉丝煸炒后加酒;烧鱼应在煎好后加酒;炒虾仁最好在炒熟后加酒;汤类一般在开锅后改用小火炖、煨时放酒。

(6)味精——起锅前加

当受热到120℃以上时,味精会变为焦化谷氨酸钠,不仅没有鲜味,还有毒性。因而,味精最好在炒好起锅前加入。

33. 如何安全选购与食用羊肉?

新鲜的绵羊肉,肉质较坚实,颜色红润,纤维组织较细,略有些脂肪夹杂其间,膻味较少;新鲜的山羊肉,肉色比绵羊的肉质厚略白，皮下脂肪和肌肉间脂肪少，膻味较重。贮存：羊肉一般以现购现烹为宜，如暂时吃不了的可放少许盐腌渍2d，即可保存10d左右。

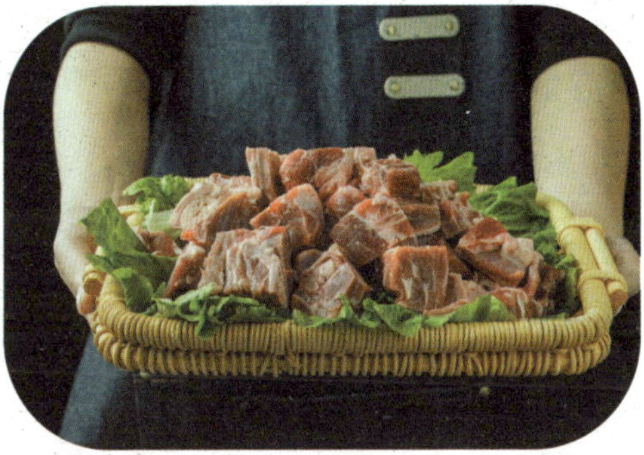

34. 如何安全选购牛肉？

新鲜的黄牛肉呈棕色或暗红色，剖面有光泽，结缔组织为白色，脂肪为黄色，肌肉间无脂肪杂质；新鲜的水牛肉呈深棕红色，纤维粗糙而松弛，脂肪较干燥；新鲜的牦牛肉质较嫩，微有酸味。

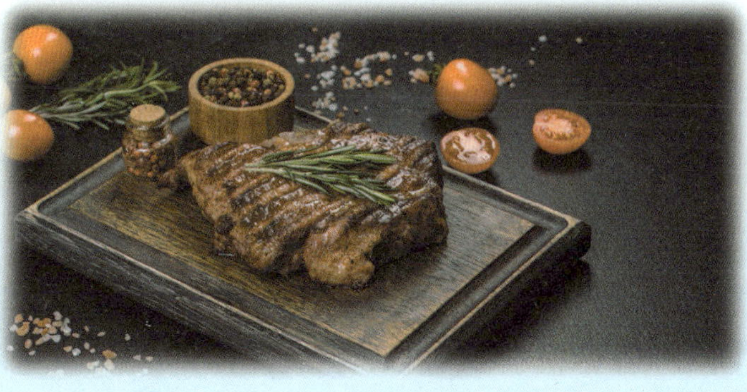

35. 如何选购猪肉?

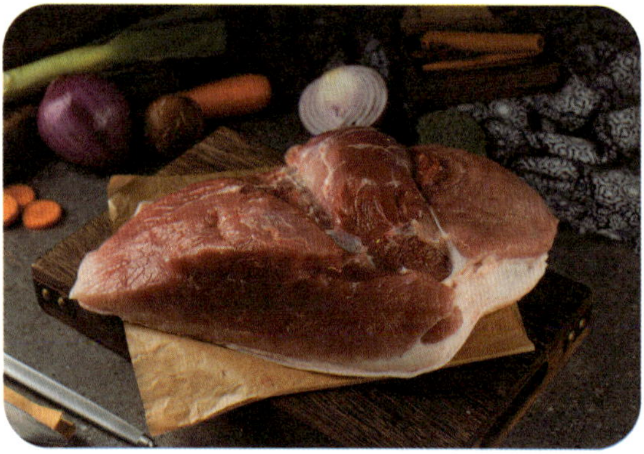

从外观看脂肪洁白,肉有光泽,皮色微红均匀,外表微干或微湿润,弹性好,指压皮肉产生的凹陷能立即恢复,气味好。选购猪肉时一要看猪肉皮上是否有圆形"检验合格"印章,二是从外观看是否符合上述特征。另外还要学会通过观察来鉴别健康猪肉,鉴别要抓住三点:

一看颜色。健康猪肉呈白色或浅白色,切面有光泽,棕色或粉红色,无任何液体流出;病死猪的肉肌肉无弹性,切面光滑、暗紫色,平切面有淡黄色或粉红色液体。

二闻气味。健康猪肉无异味;病死猪肉有血腥味、尿臊味、腐败味。

三摸弹性。健康猪肉有弹性;病死猪肉呈暗红色,肌肉间毛细血管瘀血,无弹性,切勿食用。

36. 怎样挑选猪内脏？

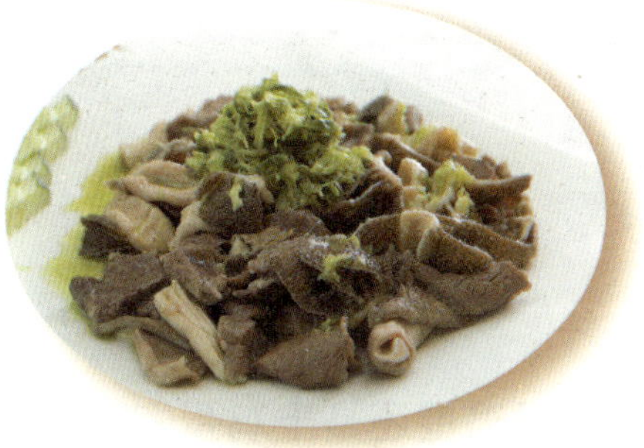

(1)猪肝。先看外表：表面有光泽，颜色紫红均匀的是正常猪肝；用手触摸：感觉有弹性，无硬块、水肿、脓肿的是正常猪肝。另外，有的猪肝表面有菜籽大小的小白点，这是致病物质侵袭肌体后，肌体保护自己的一种肌化现象，把白点割掉仍可食用，如果白点太多就不要购买。

(2)猪肚。挑选猪肚应首先看色泽是否正常。主要看胃壁和胃的底部有无出血块或坏死的发紫发黑组织，如果有较大的出血面就是病猪肚。最后闻有无臭味和异味，若有就是病猪肚或变质猪肚，这种猪肚不要购买。

(3)猪腰。挑选猪腰首先看表面有无出血点，有出血点便不正常。其次看形体是否比一般猪腰大和厚，如果是又大又厚，应仔细检查是否有肾红肿。检查方法：用刀切开猪腰，看皮质和髓质(白色筋丝与红色组织之间)是否模糊不清，模糊不清的就不正常。

37. 如何选购新鲜鸡蛋?

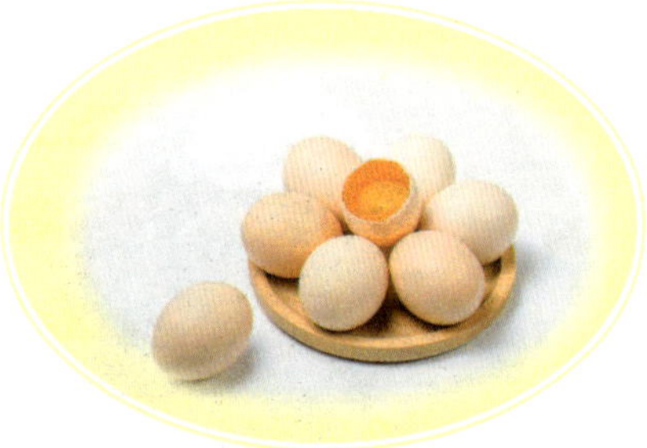

无论是普通鸡蛋还是土鸡蛋,都会因一些客观因素的变化而导致品质的变化。选购鸡蛋,可以用下面4种方法来鉴别其新鲜程度。

(1)触听鉴别:在外观上,鲜鸡蛋外壳有一层白霜粉末,手指摩擦时应不太光滑;购鸡蛋时,还可用拇指、示指和中指捏住鸡蛋摇晃,没有声音的是鲜蛋,手摇时发出咣当声音的是坏蛋。

(2)灯光鉴别:用灯光照,鲜蛋蛋清透明,蛋清、蛋黄界线分明,空头很小,呈橘红色,蛋内无黑点、无红影;不新鲜的蛋,蛋清发黄或有黑点,黄清不分明,坏蛋则有大片黑块。

(3)清水或盐水鉴别:用食盐150g,溶于一小盆水中,将蛋放入盐水中,已产下3d者,会沉到稍离盆底的水中;已产下5d以上者,则浮于水面;将蛋放于清水中,尖头向下者为新鲜蛋。

38. 怎样选购和保存盐?

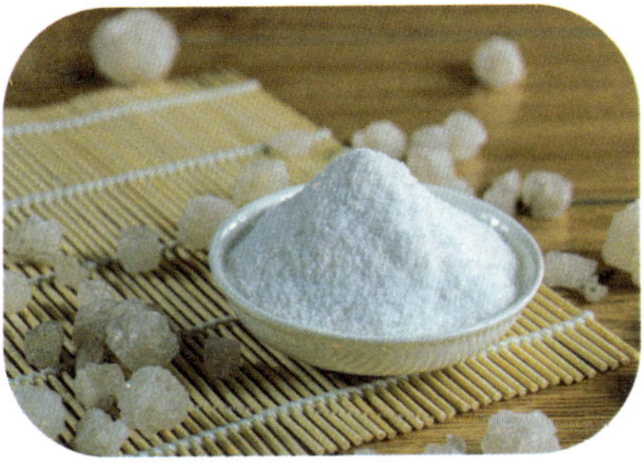

科学用盐并合理地选购和保存盐需要注意以下几个方面:

(1)密封保存:碘盐受热、光和风等影响,容易氧化分解而使碘失效,故碘盐应存放在加盖的有色密封容器内。

(2)避免高温爆炒:碘盐遇高温会分解成单质碘而挥发掉,故炒菜时不要用盐"爆锅",应等菜八成熟后才放入盐,这样可减少碘的损失。

(3)购买时注意观看外包装袋上的各种标识要规范、齐全,并贴有防伪"碘盐标志"。

(4)食用盐产品感官应为白色、味咸、无异味;无明显的与盐无关的外来异物;颗粒均匀,干燥,流动性好。

(5)对甲状腺功能亢进患者、甲状腺炎症患者等极少数人不宜食用碘盐,生活在高碘地区的居民,因治疗疾病不宜食用碘盐的,到当地盐业公司购买非碘食盐。

39. 如何选购食糖?

识别食糖产品的好坏可采用眼看、鼻闻、口尝、手摸4种方法,好的食糖产品具有以下特点:

(1)闻:白砂糖、绵白糖、冰糖、方糖用鼻闻有一种清甜之香,无任何怪异气味。赤砂糖、冰片糖则保留了甘蔗糖汁的原汁、原味,特别是甘蔗的特殊清香味。

(2)看:白砂糖外观干燥松散、洁白、有光泽,无明显的黑点,颗粒均匀,晶粒有闪光,轮廓分明;绵白糖晶粒细小,均匀,颜色洁白;赤砂糖呈晶粒状或粉末状,干燥而松散,不结块,不成团,无杂质,其水溶液清晰,无沉淀,无悬浮物,颜色有红褐、青褐、黄褐、赤红、金黄、淡黄、枣红等;冰糖呈均匀的清白色或黄色,半透明,有结晶体光泽,无明显的杂质;方糖外观应坚硬,糖晶体有光泽,洁白无斑痕,无其他杂质;冰片糖色泽自然,两面呈金黄色至棕色、蜡光面,大小厚薄均匀,砂线分明,无明显黑点。

(3)尝:白砂糖溶在水中无沉淀和絮凝物、悬浮物出现,尝其溶液味清甜,无任何异味;绵白糖在舌部的味蕾上糖分浓度高,味觉感到的甜度比白砂糖大;赤砂糖、冰片糖则口味浓甜带鲜,微有糖蜜味;冰糖、方糖则质地纯甜,无异臭、无异味。

(4)摸:用于手摸时不会有糖粒沾在手上、松散,说明含水分低,不易变质,易于保存。

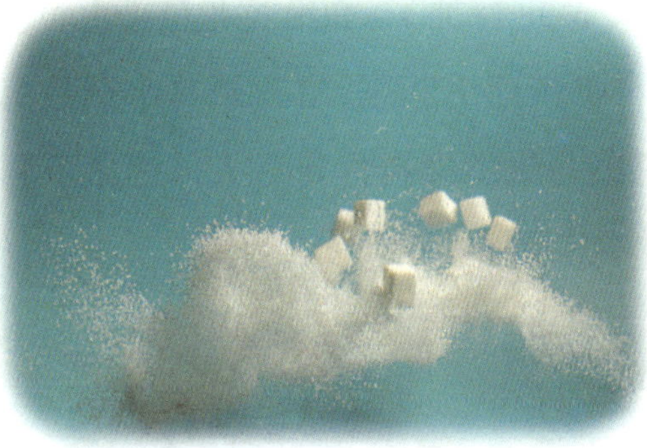

40. 哪些水产品不宜吃?

不宜吃的水产品主要有以下6类:

(1)死鳝鱼、死甲鱼、死河蟹不能吃。因为它们的肠胃里带有大量的致病细菌和有毒物质,一旦死后便会迅速繁殖和扩散,食之极易中毒甚至有生命危险,所以不能吃。

(2)皮青肉红的淡水鱼不应吃。这类鱼往往鱼肉已经腐烂变质,由于含组胺较高,食后会引起中毒,故绝对不可食用。

(3)反复冻化的水产品应少吃。有些水产品销售时解冻,白天售不出去晚上再冻起来,这样不仅影响了水产品的品质、口味,而且会产生不利于人体健康的有害物质，故购买时需加以注意。

(4)染色的水产品切勿吃。有些不法商贩将一些不新鲜的水产品进行加工，如给黄花鱼染上黄色，给带鱼抹上银粉，再将其速冻起来，冒充新鲜水产品出售，以获厚利。着色用的化学染料肯定对人体健康不利，所以购买这类鱼时一定要细心辨别。

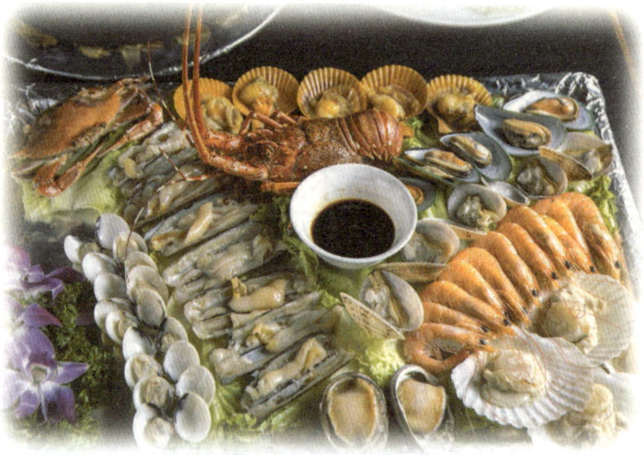

(5)用对人体有害的防腐剂保鲜的水产品不宜吃。有些商贩将一些死鱼泡在亚硝酸盐等溶液中，甚至将鱼在含有毒性较强的甲醛溶液中浸泡，以保持鱼的新鲜度。这类水产品对人体危害是很大的，不吃为妙。

(6)各种畸形的鱼不能吃。各江河湖海水域极易受到农药以及含有汞、铅、铜、锌等金属废水、废物的污染，从而导致生活在这些水域环境中的鱼类也受到侵害，使一些鱼类生长不正常，如头大尾小、眼球突出、脊椎弯曲、鳞片脱落等。购买时要仔细观察，发现各种畸形的鱼以及食用时若发现鱼有煤油味、火药味、氨味以及其他不正常的气味时就应毫不犹豫地弃掉，以保安全。

41. 怎样选购蜂蜜？

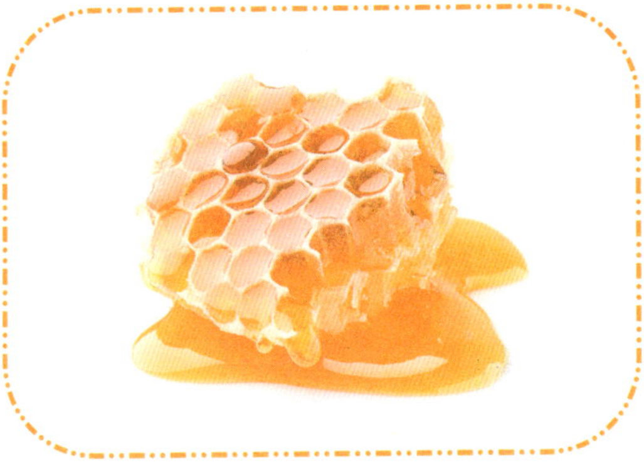

蜂蜜是一种好的营养品，如何辨认蜂蜜的好坏，主要有以下几种辨别的方法：

首先，观察其色泽。由于蜜源不同，蜂蜜的颜色也不尽相同。一般来说，深色蜂蜜所含的矿物质比浅色蜂蜜丰富。如果你想补充微量元素，可以适当选择深色蜂蜜，如枣花蜜。质量好的蜂蜜，质地细腻，颜色光亮；质量差的蜂蜜通常混浊，且光泽度差。

其次，看杂质。蜂蜜中如有杂质存在，会对蜂蜜的品质起到一定的影响，因此，应挑选清亮无杂质的蜂蜜。可把蜂蜜倒在透明的容器里，对着阳光看，如为玻璃瓶瓶装蜜，可直接观看，就可发现杂质存在的情况。

最后，看黏稠度。用筷子挑起蜂蜜，如果挑起的丝拉断后能够缩成珠状，就是浓度合乎标准的好蜂蜜。

42. 如何选购保健食品？

树立健康投资观念的人群不断增多，购买保健品的人群也在不断扩大。那么，面对琳琅满目的保健食品，消费者应如何选购呢？

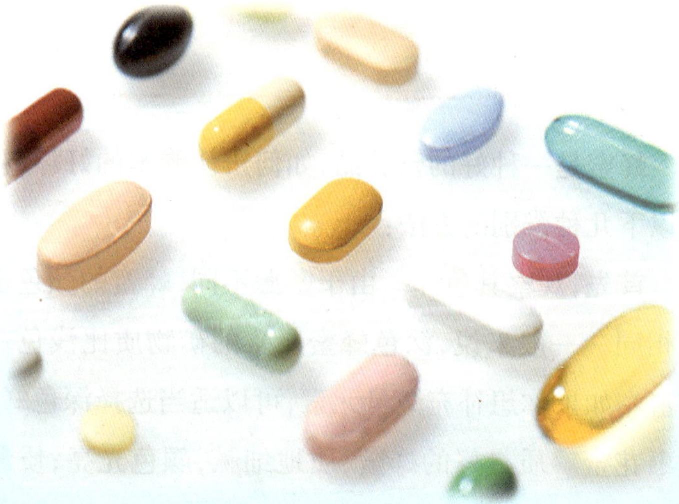

首先，要认清产品包装上的卫生行政管理部门的批准文号和标识。保健食品的标志为天蓝色专用标志，与

批准文号上下排列或并列。国产保健食品的批准文号是“食健字”,进口保健食品是“进食健字”。

其次,要仔细查看产品包装上的说明书,确定产品的保健功能。保健食品有27种功能,除了这27种功能之外,企业所宣称的其他任何功能都不是经过国家审批的。我国目前受理和审批的保健食品功能主要有以下27类,即:①增强免疫力;②辅助降脂;③辅助降糖;④抗氧化;⑤辅助改善记忆力;⑥缓解视疲劳;⑦促进排铅;⑧清咽功能;⑨辅助降血压;⑩改善睡眠;⑪促进泌乳;⑫缓解体力疲劳;⑬提高缺氧耐受力;⑭对辐射危害有辅助保护功能;⑮减肥;⑯改善生长发育;⑰增加骨密度;⑱改善营养性贫血;⑲对化学性肝损伤有辅助保护功能;⑳祛痤疮;㉑祛黄褐斑;㉒改善皮肤水分;㉓改善皮肤油分;㉔通便功能;㉕对胃黏膜损伤有辅助保护功能;㉖调节肠道菌群;㉗促进消化。

再次,要按照自身机体特定条件和要求,选购适宜自身保健功能的食品。

最后,切勿购买假冒或掺杂掺假的保健食品产品。一定要到信得过的商品或保健品专卖店购买,切勿贪图价廉、大降价或到街头摊贩处购买,以免买到假冒或掺假产品,危害身体健康。

43. 如何选购强化的儿童食品?

在选购婴幼儿食品时，应仔细阅读食品外包装上所标明的营养素含量，如遇几种食品中强化的营养素是相同的，就只能选购一种食用，而且需在医生的指导下进行选择。

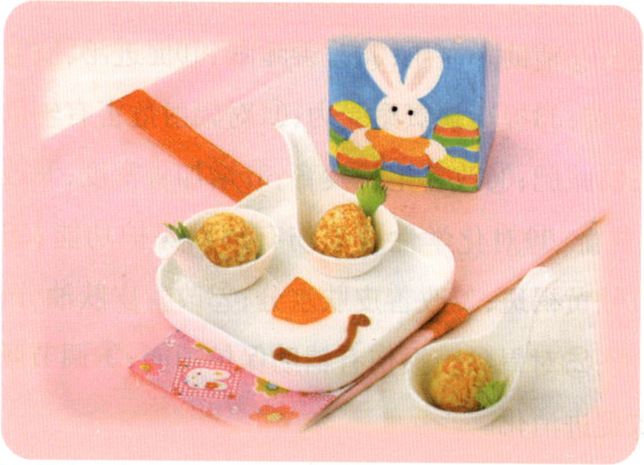

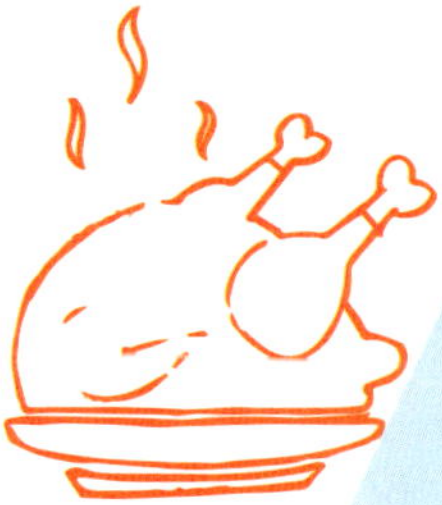

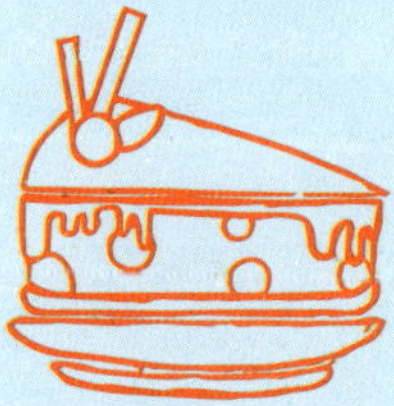

二、食品与烹饪

44. 怎样减少维生素在食品加工过程中的损失?

(1)洗菜与淘米:洗菜会造成水溶性维生素的溶解和浸出损失,为了减少维生素随水流失,应先洗后切,洗涤时间尽量缩短;尤其要防止将菜切碎后长时间浸泡在水中。淘米会损失部分米粒表面糊粉层中的水溶性维生素,为减少损失,淘米时应采用"两少一快"的方法,即:淘洗次数少(一般2~3次即可),用水量少(浸没米粒为宜),快速淘洗。

(2)切菜:维生素的损失取决于所切菜的大小。菜切得细小,则增加与水和空气的接触面,从而加速维生素的流失和氧化。

(3)热烫:许多蔬菜在烹调前要进行热烫处理,即用开水在锅中焯一下,这一过程会造成维生素的大量损失。因此,焯菜时应尽量缩短时间,越快越好;焯后在冷水中降温,以保持维生素的成分和蔬菜的色泽。

(4)烹调:烹调时,各种维生素的损失取决于烹调时间的长短和温度的高低，一般炒菜比煮（炖）菜造成维生素的损失少。煮（炖）菜时加水越多，溶于菜汤中的维生素就越多，还可进一步加快维生素降解的速度；烹煮时间越长，维生素损失越多。实际操作中，应在汤沸后再放菜，或加骨头、醋、淀粉同煮，可减少维生素C和B族维生素的损失。一般煮（炖）菜时加点醋（大多数维生素在酸性中稳定），可大大减少维生素的损失。

45. 不同烹调方法对蔬菜中维生素C的影响有哪些？

（1）炖菜。维生素C的损失率为8.1%～33.5%，平均为23.6%，但炖菜时间的长短不同，其损失情况也不同，10min损失率为0.4%～45.2%，30min损失率显著升高，达11.4%～66.9%。

（2）煮菜。维生素C的损失率为15.3%～19%，煮熟后所保有的维生素C有50%左右在菜汤中，如果只吃菜而不喝汤，则损失率在60%以上。煮菜后挤出菜汁，其维生素C损失最大，达83.3%。

（3）炒菜。青菜切成段，用油炒5～10min，维生素C的损失率为36%；小白菜用油炒11～13min，损失率为31%；菠菜切成段，用油炒9～10min，损失率为16%；番茄去皮切成块，用油炒3～4min，损失率仅6%；辣椒切成丝，用油炒1.5min，损失率为22%；卷心菜切成丝，用油炒11～14min，损失率为32%。以上情况说明炒菜的时间越长，菜中维生素C损失也越多，只有番茄例外。一般炒菜只要大火快炒，维生素C的损失率可以控制在10%～30%。

(4)菜烧好后存放。有时菜烧好后不及时吃，存放20min至1h，与下锅前相比，维生素C损失率达73%～75%。

(5)熟菜冷冻后再回锅加热。菜烧好后不及时吃，又怕变坏，便先冷藏起来，到要吃时再回锅加热，这样维生素C也会损失，损失率达熟菜的14%～17%。

46. 烹调蔬菜时加淀粉，对维生素C有保护作用吗？

有保护作用。做烩菜或汤时，加淀粉勾芡，一是使菜或汤稠糊；二是淀粉中含有谷胱甘肽，谷胱甘肽结构中的硫氢基(－SH)使维生素C不被氧化或少被氧化，从而保护了维生素C。肉类也含有硫氢基，与蔬菜一同烹调时，对蔬菜中的维生素同样起保护作用。

47. 怎样煮豆浆？

豆浆一定要充分煮熟再喝。因为生豆浆中含有一种叫皂甙的物质，皂甙如果未熟透进入胃肠道，会刺激人体的胃肠黏膜，使人出现一些中毒反应，如恶心、腹痛、呕吐、腹泻、厌食、乏力等。那么豆浆应该怎样煮才算熟？

当生豆浆加热到85～90℃的时候，会出现大量的白色泡沫，很多人误以为此时豆浆已经煮熟，但实际上这是一种“假沸”现象，此时的温度不能破坏豆浆中的皂甙物质。正确的煮豆浆方法应该是在出现“假沸”现象后继续以小火维持煮沸5min左右，使泡沫完全消失，这样才能使其有害物质被彻底分解破坏。

另外，生豆浆中含有丰富蛋白质、脂肪和糖类，是微生物生长的理想条件。所以，豆浆必须煮熟烧透，才能将微生物杀死。

48. 喝火锅汤对身体有益吗？

有些人认为吃完火锅后喝点汤能吸收更丰富的营养，其实这是个误区。

火锅汤久沸不止，不仅其中营养物质早已被破坏了，而且肉类、海鲜中所含嘌呤物质多溶于汤中，因此千万不能喝火锅汤。这种汤喝多了，轻则使人胖起来，严重的还可能引发糖尿病及心脑血管疾病等。另外，汤中的嘌呤物质还会造成尿酸在血液中沉积，容易导致痛风、关节痛等症状。吃火锅要想喝汤要趁早，可以在涮肉前喝碗清汤，涮肉后的汤就不要喝了。

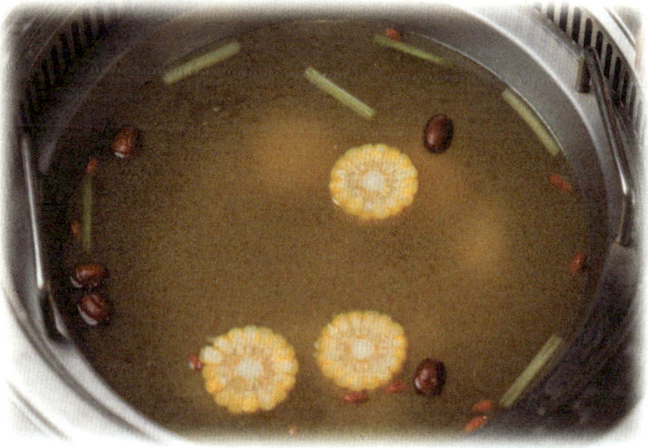

49. 煎炸油能反复使用吗？

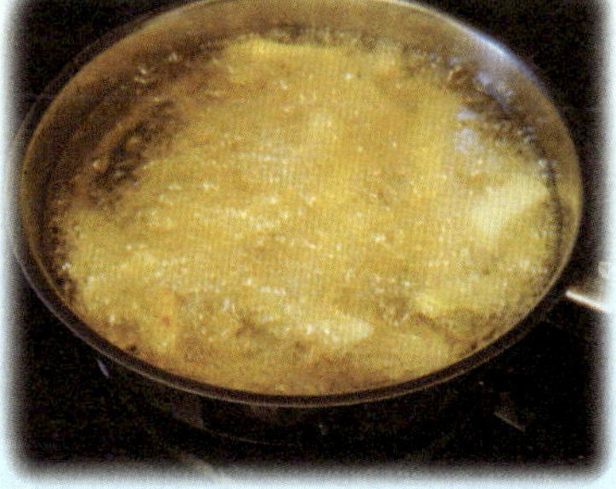

煎炸油不能反复使用。这是因为食用油反复用于煎炸食品，油中必需脂肪酸含量会越来越少，而饱和脂肪酸、杂质和过氧化物含量越来越

多,质量变差,且极易变质。变质的食用油不仅味感差,营养丧失,而且还有毒性,因此在一般情况下,高温煎炸时间既不宜过长,食用油反复使用也不应该超过2次。

50. 油炸、烧烤食品能常吃吗?

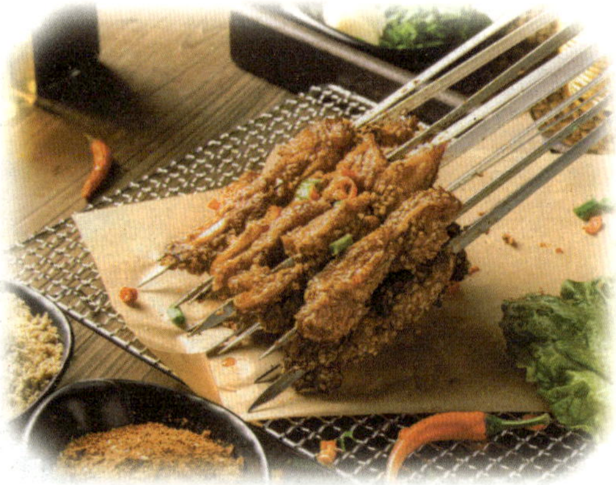

食物经高温油炸后,其中的各种营养素被严重破坏。同时,油脂反复高温加热后,其中的不饱和脂肪酸经高温加热后所产生的聚合物——二聚体、三聚体,毒性较强。

由于肉类食物直接在高温下进行烧烤,被分解的脂肪滴在炭火上,再与肉里蛋白质结合,就会产生一种叫苯并芘的致癌物质,人们如果经常食用被苯并芘污染的烧烤食品,致癌物质会在体内蓄积,有诱发胃癌、肠癌的危险。同时,烧烤食物中还存在另一种致癌物质——亚硝胺。亚硝胺的产生源于肉串烤制前的腌制环节，如果腌制时间过长，就容易产生亚硝胺。

此外，油炸食物脂肪含量多，不易消化，常吃油炸食物会引起消化不良，以及饱食后出现胸口饱胀，甚至恶心、呕吐、腹泻、食欲不振等。常吃油炸食品的人，由于缺乏维生素和水分，容易上火、便秘。

51. 如何合理放盐？

烹饪时如果掌握不好放盐的时间，会影响菜肴的色泽、味道、口感等，若是碘盐还会造成碘的挥发，时间久了影响健康。那么，做菜怎样合理放盐呢？

大多数菜在炒至将熟的时候放盐最好。例如爆炒肉片、炒素菜时，在旺火、油热时将菜下锅，全部煸炒透时适量放盐，这样炒出来的菜肴比较嫩，绿色蔬菜也能保持鲜亮的色泽，各种营养成分损失也较少。还有炒花生米、干炸虾片等，要在出锅后放盐，这样吃起来才会香脆可口。

凉拌菜一般应在食用前才放食盐。因为提前放盐会使菜的汁液渗出，失去应有的脆感。

煲汤时，一般应该在汤要出锅时才放盐。如果提前放盐，盐会导致肉类的蛋白质迅速变性，不易充分渗出，汤味就不会那么鲜美。但在炖排骨时，要先放盐，盐味才能充分浸入肉中。

用豆油、菜籽油做菜时，为减少蔬菜中维生素的损失，一般应炒过菜后放盐。

用花生油做菜时，由于花生油极易被黄曲霉菌污染，可能会含有一定量的黄曲霉菌毒素，故应先放盐炸锅，这样可以减少黄曲霉菌毒素。

52. “千万不能吃剩菜剩饭”的说法对吗？

首先，菜肴最好当天吃完，剩菜剩饭放久了或储存不当都会产生有毒物质。因为许多病菌在低温下照样繁殖。吃了剩菜剩饭易导致胃肠道疾病，轻则头晕、心慌，重则呕吐、腹泻，有的还会因此而引发其他疾病。

其次，吃剩的蔬菜是最不能隔夜的，因为过夜后经一夜盐渍，亚硝酸盐含量会增加，加热后毒性增强。另外，淀粉类食品也最好一次吃掉，年糕等食物最多保存4h，在没有变味的情况下食用也可能会引起不良反应。

再次，如果一定要保存剩菜，那也应注意保存方法。剩下的汤菜、炖菜和炒菜等，必须先烧开，装在有盖的容器中，变凉后再放入冰箱中冷藏；吃时还要烧开热透。剩下的拌菜和酱、卤肉类应立即放入冰箱冷藏或冷冻，下次吃时一定要回锅加热或者改制，如改为汤菜、炖菜等。

处理剩饭时，应将剩饭松散开，放在通风、阴凉和干净的地方，避免污染。等剩饭温度降至室温时，放入冰箱冷藏。剩米饭必须彻底加热后再食用。剩饭的保存时间以不隔餐为宜，早剩午吃、午剩晚吃，相隔时间尽量缩短在 5 ~ 6h 以内。不要吃热水或菜汤泡的剩饭，不能把剩饭倒在新饭中，以免加热不彻底。

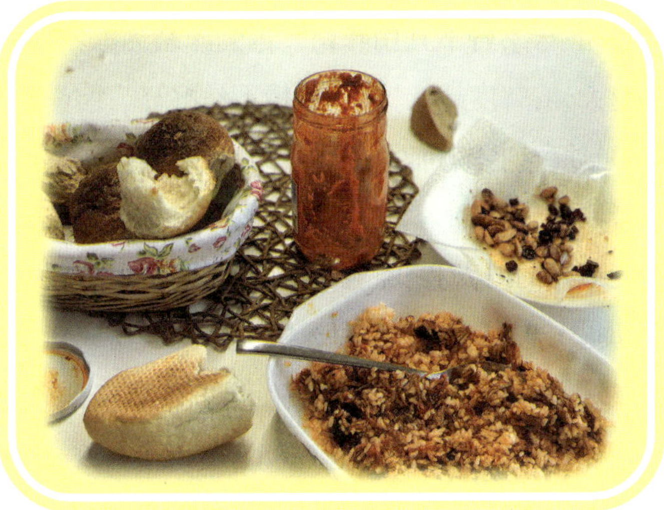

53. 味精是“美味陷阱”吗？

味精是烹调中重要的鲜味添加剂，学名谷氨酸钠，是人体所需氨基酸之一谷氨酸的钠盐。谷氨酸钠分子可以使大脑产生鲜美感觉，它广泛存在于含蛋白质的食物如肉、海鲜和乳酪中，这也是这些食物味道鲜美的主要原因。但烹调中味精的用量不宜过多，只放一点点就能达到增鲜的目的。使用味精调味时应注意：

(1)不宜在碱性强的食物中使用。谷氨酸钠中的钠活性甚高，容易与碱发生化学反应，产生一种具有不良气味的谷氨酸二钠，失去调味作用，所以碱性较强的海带、鱿鱼等菜肴不宜加味精。

(2)酸味菜肴不宜用味精。因为味精遇酸不易溶解，酸性越大，溶解度越低，加入味精不易溶解。

(3)炒菜时不宜放入过早。炒菜一般应在菜肴快熟时或者刚出锅后加入，因为这时菜温在70~90℃，是味精溶解度最好的温度，鲜味也最浓；相反，在高温时加入，当温度超过120℃时味精中的谷氨酸钠就会变成焦化的谷氨酸钠，焦化的谷氨酸钠既没有鲜味，还具有一定的毒性。油炸食物一般温度高于120℃，所以不宜放入谷氨酸钠。

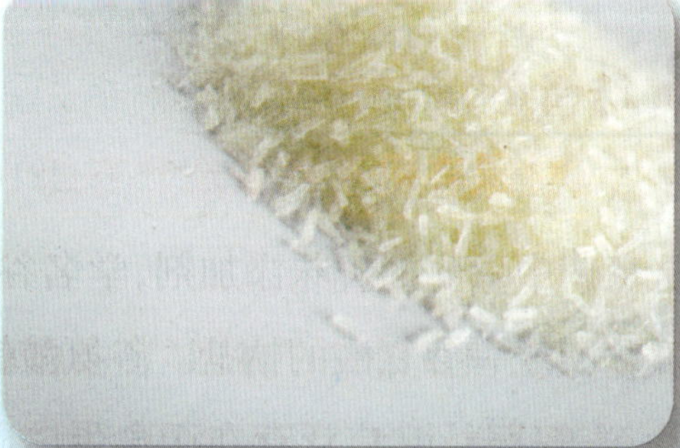

（4）作馅料时不宜使用。作馅料时放入味精，不论是蒸或煮，都会受到持续的高温，使味精变性失去调味的作用。

（5）凉拌菜不宜直接加味精，要先用开水化开。味精在70℃以上才能充分溶化。凉菜温度低，直接加入味精不易溶解，如果事先用少量温开水化开，再浇到凉菜上，稍加翻拌，效果更好，并且拌凉菜使用粉状味精比晶体颗粒味精容易化开和拌匀，调鲜效果更好。

（6）对特别鲜美的原料，如蘑菇、香菇、鸡、牛、鱼虾以及特别新鲜的蔬菜也不宜用味精，因为它们本身具有一定鲜味，加味精反而口味不佳。

（7）分娩3个月内的母亲和婴幼儿所食的菜肴不宜加入过量的味精，因为味精中的谷氨酸钠通过乳汁或食物进入婴儿体内，会与婴幼儿血液中的锌发生特异性结合，生成不被机体吸收利用的谷氨酸锌并随尿液排出，导致婴幼儿缺锌。

54. 为何要少吃腌制品？

腌菜、腌肉等腌制食品是传统食品，但多吃、偏吃对人体健康很不利。这是因为蔬菜腌制后，其所含的维生素损失较多，维生素C几乎全部损失；腌制的酸菜中含有较多的草酸钙，由于酸度高，食后容易在肠道吸收，经肾脏排泄时，草酸钙结晶极易沉积在泌尿系统形成结石。腌制食物在腌制过程中，常被微生物污染，如果加入食盐量小于15%，蔬菜中的硝酸盐可被微生物还原成亚硝酸盐，人若进食了含有亚硝酸盐的腌制品后，还会引起中毒。亚硝酸盐在人体内遇到胺类物质时，可生成亚硝胺。亚硝胺是一种致癌物质，故常食腌制品容易致癌。所以，腌制品营养受损且有害，不是人们的理想食品，以少吃为宜。

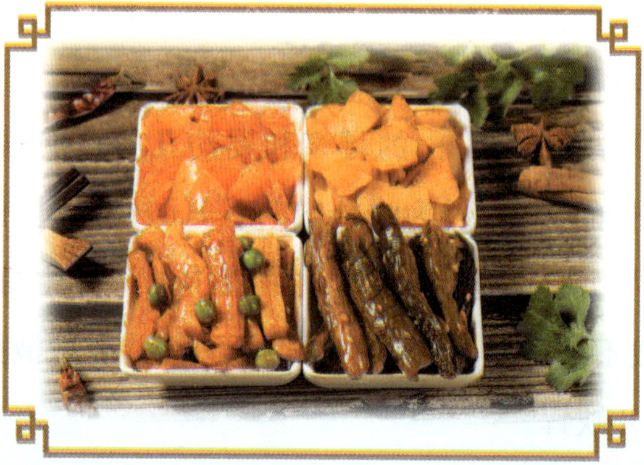

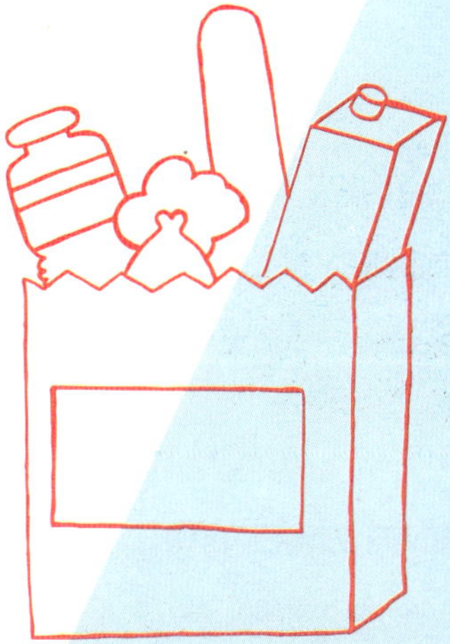

三、营养与膳食

55. 什么是食品营养价值?

食品营养价值指食品中所含的热能和营养素能满足人体营养需要的程度。对食品营养价值的评价,主要根据以下几方面:①食品所含热能和营养素的量,其中,蛋白质包括必需氨基酸的含量及其相互间的比值,脂类包括饱和与多不饱和脂肪酸的比例。②食品中各种营养素的人体消化率,主要是蛋白质、脂类和钙、铁、锌等无机盐和微量元素的消化率。③食品所含各种营养素在人体内的生物利用率,尤其是蛋白质、必需氨基酸、钙、铁、锌等营养素被消化吸收后,能在人体内被利用的程度。④食品的色、香、味、型,即感官状态,可通过条件反射影响人的食欲及消化液分泌的质与量,从而明显影响人体对该食物的消化能力。⑤食品的营养质量指数。食品价格不一定反映食品的营养价值,食品营养价值的高低是相对的。同一类食品的营养价值可因品种、产地、成熟程度、碾磨程度、加工烹饪方式等不同而有很大区别。

56. 什么是反式脂肪酸？

反式脂肪酸(trans fatty acid，TFA)是含有反式非共轭双键结构不饱和脂肪酸的总称，不包括天然反式脂肪酸，氢化植物油是反式脂肪酸最主要的食物来源。在食品配料中含有或生产过程中使用了氢化和/或部分氢化油脂时，应标示反式脂肪(酸)含量。天然植物油在进行精炼脱臭处理时，也可产生反式脂肪酸；在反刍动物瘤胃内，微生物丁酸弧菌群的酶促生物氢化作用下会产生大量反式脂肪酸异构体；日常生活的烹调过程中，尤其是油炸、煎烤时，植物油中的顺式脂肪酸高温受热后也可以部分转变为反式脂肪酸，但量很少。

57. 什么是合理的膳食结构？

合理的膳食结构是指一日三餐所提供的营养必须满足人体的生长、发育和各种生理、体力活动的需要。这种膳食不但要提供给用餐者足够的热量和所需的各种营养，以满足人体正常的生理需要，还要保持各种营养素之间的比例平衡和多样化的食物来源，以提高各种营养素的吸收和利用，达到平衡营养的目的。成年人每日的食谱应包括奶类、肉类、蔬菜水果和五谷等四大类。

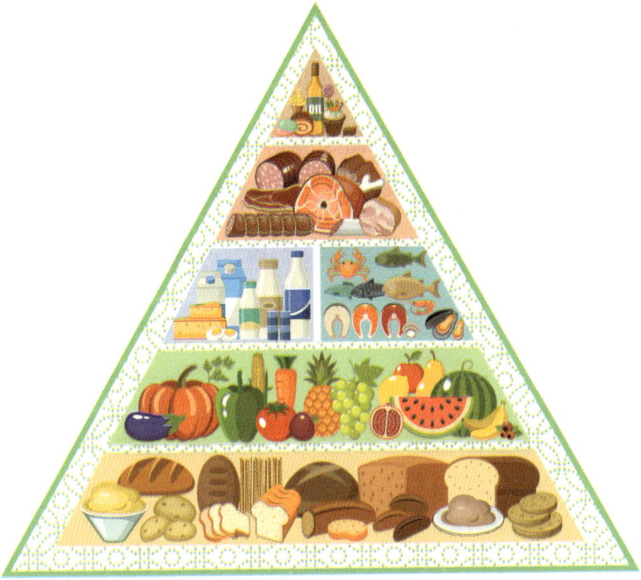

58. 什么是酸性食物？

酸性食物和碱性食物的划分是依据食物经消化后，留在体内的无机盐的酸碱性决定，而不是指食物直接测试pH值的大小而分类的。例如富含蛋白质的食物经过消化后最终形成氮、碳、硫、氯、盐等形成酸根留在体内的称酸性食物。

日常生活中的酸性食物主要有牛、羊、猪、鸡、鸭、鱼肉和谷物、蛋黄、白米、虾、糙米、面包、蚕豆、啤酒、面粉、花生、油炸豆腐以及干紫菜等。

59. 什么是碱性食物?

碱性食物是指食物经燃烧后所得灰分的化学成分中主要含有钾、钠、钙、镁等元素,其溶于水后生成碱性溶液,这类食物包括各种蔬菜、水果、豆类、奶类以及硬果中的杏仁、栗子等。

60. 目前中国人的膳食结构存在哪些误区?

中国人膳食结构的主要问题:①畜肉类及烹调油摄入量过多,食盐摄入量偏多。②钙、铁、维生素A、维生素D、微量元素普遍摄入不足。③蔬菜的摄入量明显减少,绝大多数居民仍没有形成经常进食水果的习惯。④摄入的热量大大超过身体每日代谢所需的热量,因而超重与肥胖的人数迅速增加。

61. 健康饮食的原则有哪些?

(1)挑食偏食不可取

拒绝挑食偏食,不能因为不喜欢哪样就不吃,喜欢什么就使劲地吃,这样会导致补充了这类营养,又缺失了那类营养,因此蔬菜水果、肉食都要均衡食用。

(2)保证主食的摄入

有很多人为了减肥,常常不吃米饭等主食,但这是不可取的,多少也要吃一点,主食是营养搭配最基础的食物。以谷类为主,可以适当地搭配一些杂粮粗粮,只有保证每一餐摄入足够的能量,才能为你接下来的工作或学习提供精力,避免因为精力不足而影响工作学习。

(3)保证肉类的摄入

不能光吃菜不吃肉,肉类可以提供蛋白质等高级的营养物质。鱼肉里含有较多的不饱和脂肪酸,吃了很健康;瘦肉里面的血红素铁可以为身体补充铁元素,对于身体健康是十分需要的。总之,就是要保证蛋白质等的摄入量,以免营养不良。

(4)保证蔬菜水果的摄入

蔬菜水果中含有丰富的维生素、膳食纤维以及糖分、水分等,生活中有很多人是不喜欢吃蔬菜的,但蔬菜中含有的维生素是人体所必需的,而膳食纤维又有促进肠道消化的功能,所以每餐都需要有蔬菜。

(5)少吃零食、坚持喝牛奶

像饮料、薯片、辣条等都是属于高热量食物,吃多了对身体没有好处,还有炸鸡、汉堡、薯条等油炸食品,吃多了也不利于健康,要是想吃就选择低热量、低糖分的零食。每天坚持喝一杯牛奶，对小孩子的身体发育也有好处。豆制品也是需要摄入的，最好是再搭配一个鸡蛋，可同时补充蛋白质。

(6)控糖、少盐、少油、少脂饮食

不能摄入过多的盐、糖、油、脂肪，时间久了对身体有一定的影响，尽量每餐都将油、盐、脂肪等的摄入量控制在一个合理的范围内，避免出现其他身体疾病。

62. 日常饮食搭配有什么禁忌？

(1)啤酒忌白酒。啤酒中含有大量的二氧化碳，容易挥发，如果与白酒同饮，就会带动酒精渗透。若想减少酒精在体内的驻留，最好是多饮一些水，以助酒精通过尿液排出。

(2)酒精忌咖啡。酒中含有的酒精具有兴奋作用，而咖啡所含咖啡因同样具有较强的兴奋作用。两者同饮，对人产生的刺激甚大。

(3)解酒忌浓茶。茶叶中含有的咖啡碱与酒精结合后，会产生不良的后果，不但起不到解酒的作用，反而会加重醉酒的痛苦。

(4)鲜鱼忌美酒。鲜鱼中维生素D含量较高，吃此类食物饮酒，会减少人对维生素D吸收量的六七成。

（5）虾蟹类忌维生素。虾、蟹等食物如果与含有维生素C的生果同食，会令砷发生变化，转化成三价砷，也就是剧毒的“砒霜”，危害甚大。长期食用，会导致人体中毒，免疫力下降。

（6）菠菜忌豆腐。菠菜中所含的草酸，与豆腐中所含的钙产生草酸钙凝结物，阻碍人体对菠菜中的铁质和豆腐中蛋白的吸收。

（7）牛奶忌巧克力。巧克力中含有草酸，与牛奶中所含的蛋白质、钙质结合后产生草酸钙。一些人食用后会发生腹泻现象。

（8）甘薯（红薯、白薯、地瓜、山芋）不能与柿子同食。两者相聚后会形成胃柿石，引起胃胀、腹痛、呕吐，严重时可导致胃出血等，危及生命；也不宜与香蕉同食。

（9）茄子忌与黑鱼、蟹同食。同食有损肠胃，并且一般过老熟的茄子不宜食，易引起中毒。

（10）芥菜忌与鲫鱼同食，否则易引发水肿。

63. 怎样科学安排一日三餐？

随着生活水平的提高，许多慢性疾病如高血压、高血脂、糖尿病都越来越普遍，出现这些疾病的原因就是我们的一日三餐安排的不合理。早饭不吃，午饭随意，晚饭大吃。长期如此，身体的抵抗力和各种机能都受到严重的损害。正确的早、中、晚餐应是早餐吃饱，分量多；午餐吃好，分量适中；晚餐要吃少。

（1）早餐多吃肉类，但应以瘦肉代替香肠，以新鲜水果代替高糖食品。因为高脂和高胆固醇食品不易消化，将使脑中血液大部分转到消化活动上，大大降低大脑的敏锐度，影响思维。早餐可喝一两杯中浓度咖啡或茶，因为它们的主要成分咖啡因入脑后对干扰腺甙酶有抑制作用，使大脑处于中度兴奋状态，切忌过量，否则效果正好相反。

（2）午餐应以高蛋白质食物为主，最好吃鱼。注意荤素搭配，菜肴尽量选择清蒸，炖或煮，尽量不要选择油炸食品。蛋白质丰富的午餐，使血液中充满氨基酸，特别是鱼、蛋、大豆中富含卵磷脂是构成脑神经和脑代谢的重要物质。氨基酸入脑后转化成的物质，使人思维敏捷、精神饱满、情绪稳定、记忆清晰。

（3）晚餐是一个查漏补缺的过程。例如中午吃的肉类较多，蔬菜较少，晚上我们就可以以素食为主，晚餐应以清淡为主，吃一些粗粮、蔬菜，也可以摄入一些奶制品。

64. 早餐食物怎样选择更健康?

早餐占一天的30%。受时间限制,早餐很难像正餐一样充分准备,但至少要讲究食物搭配,要有提供蛋白质和脂肪的主食如鸡蛋、肉类,可以延缓我们整个上午的饥饿感,要有利于消化的液态食品(如牛奶、豆浆),也要包含一些容易饱腹的碳水化合物如面包、杂粮粥、面条等,再添加一些蔬菜补充维生素和膳食纤维,如果有条件,建议再吃一些坚果或水果。

总的来说,早餐应当含有三类食物:淀粉类主食如馒头、面包、粥、包子等;富含优质蛋白质的食品如鸡蛋、牛奶、豆浆、豆制品、熟肉等;水果或蔬菜。最理想的是再加一勺坚果仁。

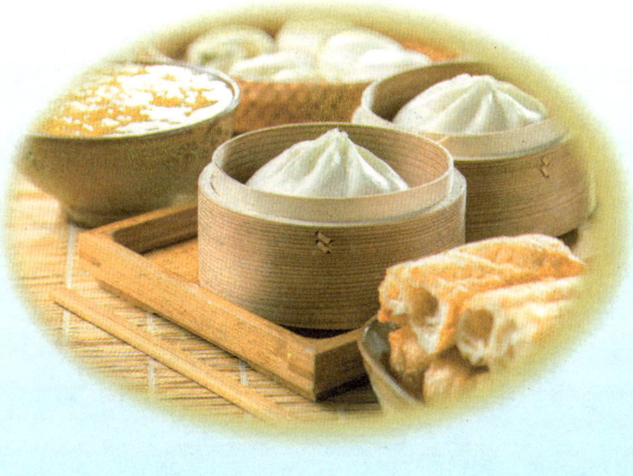

因个人胃口和体质不同可以更换食物品种，如糖尿病人就不要选择白粥、馒头和面包，宜换成燕麦片和豆浆或牛奶搭配，或豆子为主的粗粮豆粥加上豆制品、牛奶、蔬菜等，胃病患者食物可以软一点，可以选发酵面食，消化能力强的就可以吃耐嚼的食物，如面饼、通心粉、荞麦面等。

65. 儿童宜多吃的食物有哪些？

（1）正餐的食物：包括谷类食物、蔬菜瓜果、适量的肉类、鱼类、奶类及豆类食物。

（2）零食：果干、未经烘制的果仁、瓜子仁以及天然果汁。

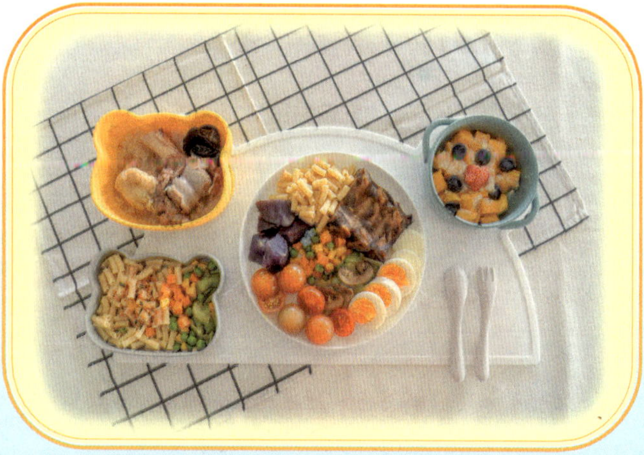

66. 儿童不宜多吃的食物有哪些?

(1)爆米花:含铅量很高,铅进入人体会损害神经、消化系统和造血功能。

(2)橘子:多吃易产生叶红素皮肤病,甚至腹痛腹泻,引起骨病。

(3)菠菜:其中含有的大量草酸,在人体内与钙和锌生成草酸钙和草酸锌,不易吸收,可导致儿童骨骼、牙齿发育不良。

(4)鸡蛋:每天最多吃3个,过多会造成营养过剩,引起功能失调。

(5)果冻:本身没什么营养价值,多吃或常吃会影响儿童的生长发育。

(6)咸鱼:10岁以前开始常吃咸鱼,成年后患癌症的危险比一般人高30倍。

(7)泡泡糖:其中的增塑剂含微毒,其代谢物对人体有害。

(8)豆类:含有一种能致甲状腺肿的因子,儿童处于生长发育时期更易受损害。

(9)罐头:其中的食品添加剂对儿童有不良影响,易造成慢性中毒。

（10）方便面：含有对人体不利的色素和防腐剂等，易造成儿童营养失调。

（11）葵花子：其中含有不饱和脂肪酸，儿童吃多了会影响肝细胞的功能，引起儿童干燥症。

（12）可乐饮料：其中含有一定量的咖啡因，影响中枢神经系统，儿童不宜多喝。

（13）动物脂肪：多吃不仅造成肥胖，还会影响钙的吸收。

（14）烤羊肉串：儿童常吃火烤、烟熏食品，会使致癌物质在体内积蓄而使成年后易发生癌症。

（15）巧克力：食用过多，会使中枢神经处于异常兴奋状态，产生焦虑不安、心跳加快，影响食欲。

（16）猪肝：儿童常吃或多吃，会使体内胆固醇升高，成年后易诱发心脑血管疾病。

67. 老年人不宜多吃的食物有哪些？

（1）油炸类：这类食品含脂肪量甚高，一次食入较多的高脂肪食物，胃肠道难以承受，造成消化不良而引发胆、胰疾患，或使这类疾患复发、加重。另外，油炸类食品产热量高，老年人常吃可导致体内热能过剩，引起肥胖，对健康不利。

更需要注意的是，常吃油炸类食品，还有增加患癌症的危险性。

（2）熏烤类：食物在熏烤过程中，会产生某些致癌物质。老年人本来就比一般人容易患癌症，如果经常吃熏烤类食品，则会增加患癌特别是胃癌的危险性。

（3）腌渍类：腌渍类食品一般含盐量高，维生素含量甚低（维生素在腌渍过程中，大多被破坏），不适宜老年人经常食用，尤其是一些卫生设备差、操作不正规的食品加工厂所生产的腌渍食品，很容易被病原微生物污染，老年人肠道抵抗力减弱，常吃这类食品，容易引起胃肠道疾病。

（4）酱制品：酱制品包括酱油、大酱和各种酱菜。这类食品普遍含盐量极高，如将这类食品经常摆上老年人的餐桌，会使老年人过多摄入盐类，从而加重心血管和肾脏的负担，对其健康十分不利。

（5）冰镇类：冰镇食品入胃后，会导致胃液分泌下降，容易引起胃肠道疾病，甚至诱发心绞痛和心肌梗死，对患心血管病的老年患者尤为不利。因此，老年人不宜多饮或常饮冰镇饮料和吃过冷的食品。

（6）甜食类：甜食类含糖量高，老年人多喜欢吃，但糖摄入量过高，可引起老年人肥胖（多余的糖可在体内转化为脂肪），并导致血脂增高，对已有动脉硬化倾向和糖尿病的老人尤为不利，糖类摄入过多，还可引起老年人矿物质缺乏。

(7)动物内脏类:动物脑、肝、肾等含胆固醇甚高,老年人如经常吃,会导致血胆固醇增高,还容易使血脂升高。患动脉硬化、高血压和冠心病、糖尿病的老年人尤其不能吃。

(8)动物血类:动物血含胆固醇较高,老年人不可以常吃,只能偶尔吃,且一次量不宜过多。

(9)方便食品:许多老年人图方便,经常吃方便面、糕点等方便食品。殊不知,这类食品含有的维生素营养较少,如将其当作主食来吃,容易出现维生素缺乏症,对老年人的健康十分不利。

(10)过生食品:未加工的食品,有很多的确更加健康,但并不是所有天然食物都可生食。相反,某些食物生食不仅无法提供营养素,而且还会损害人体健康,对老年人则危害更大。比如,经常大量生吃蔬菜可导致体内锌不足,从而引起老年人味觉和嗅觉功能障碍,以及皮肤瘙痒症,甚至可能加重老年人健忘。

68. 有保健作用的食品有哪些?

常见的有保健作用的食品有以下几种:

(1)花菜:含有防止骨质疏松的钙质、女性常缺乏的铁元素和有益于孕妇的叶酸。

（2）草莓：可以改善肤质，减轻腹泻，缓解肝脏及尿道疾病，还可以巩固齿龈，清新口气，润泽喉部。

（3）大豆：植物雌激素含量最高的食物之一，对女性健康极其重要。

（4）酸奶：脂肪含量低，钙质含量高，富含的维生素B_2、B_{12}和磷、钾等微量元素，对人体大有裨益。

（5）香菜：含有钙、锌、维生素A、维生素C等，可以利尿，维持血糖含量并防癌。

（6）红薯：富含纤维、钾、铁、维生素B_6，能防止衰老，还能有效预防动脉硬化、肿瘤和癌症等疾病。

（7）金枪鱼：金枪鱼中含有的酸性物质能降低血压，预防中风、头痛，防治湿疹，缓解皮肤干燥。

（8）洋葱和大蒜：能降低胆固醇、高血压，减少心脏病的发病率。实验证明，每天吃半个洋葱的人胃癌发病率比普通人低50%左右。

（9）麦芽：麦芽优于玉米和燕麦之处在于它能降低结肠癌、直肠癌的发病率，因为它更易于吸收。

（10）木瓜：不仅有利于消化而且还能防治胃溃疡，尤其有助于消化人体难吸收的食物，因而能有效预防肠癌。

69. 无糖食品真的不含糖吗？

无糖食品是含糖的，之所以将其称为“无糖”是指不含食糖，即不含蔗糖（甘蔗糖和甜菜糖）和淀粉糖（葡萄糖、麦芽糖和果糖）的甜食品，且需使用含有食糖属性的食糖替代品。根据我国国家标准《预包装特殊膳食用食品标签通则》的规定，无糖食品要求固体或液体食品中每100g或100ml的含糖量不高于0.5g。食品中的糖是不可能完全去除的，因此，无糖食品中的“无糖”只意味着其中的含糖量不超过规定的标准。

70. “吃啥补啥”是否有道理？

民间有说法认为，哪个脏器有病，就用跟我们人的这个脏器相似的东西来补，如有哮喘，就买猪肺炖煮给病人吃；心脏有问题，就买猪心吃；智力发育不佳，就天天买猪脑吃等。这就是所谓的“以形补形”。

然而，随着现代医学的发展，西医提出不管动物的器官中含有什么成分，高温过后也就只剩下破坏了的蛋白质、氨基酸了，并不能达到吃什么补什么的效果，对此人们十分迷惑，在民间那么多说法当中，哪些是有道理的呢？

(1)吃动物血补血。

吃动物血确实可以补血,同时还可补铁,但这不是所谓"以形补形",猪血、鸭血为比较常见的动物血,它们富含蛋白质、锌、铁、维生素B_2以及食用价值较高的三价铁等营养成分,很容易被人体消化吸收,从而起到补血、补铁的功效。

然而人们在吃动物血补血的时候要考虑到食品安全的问题,现在市面上出售的猪血、鸭血有些是人造的,比如用少量猪血和生粉、甲醛、色素、工业盐等炮制出的"人造猪血",这种食物存在着一定的安全隐患,在挑选时一定要注意甄别。

动物血适于失血过多的人,怀孕中后期、产妇以及正在哺乳的女性,患有更年期综合征的女性,偏食的儿童等。特别注意的是,重型地中海贫血患者和中间型地中海贫血患者是不能吃动物血的,因为他们本身体内的铁含量已经超标,相反他们需要吃清除体内铁质的药物。

(2)"以形补形"也不是全无效果,这也可以从营养的角度来寻找原因。

①常吃鱼头聪明。吃鱼头确实对提升智力有帮助,但主要是由于鱼头中含有脑磷脂、卵磷脂、胆固醇和二十二碳六烯酸(DHA),这些都是维持人脑营养和功能所必需的。

②吃鱼明目。鱼眼能提供帮助促进婴儿视网膜发育、预防视网膜病变及白内障的DHA，这是一种大脑营养必不可少的高度不饱和脂肪酸，它还能阻止胆固醇在血管壁上的沉积，预防或减轻动脉粥样硬化和冠心病的发生，鱼眼含有的维生素A也能促进幼儿视网膜上皮的生长。但是，鱼眼往往很小，它能够提供的营养也比较有限。比起吃鱼眼，大家不妨适当吃深海鱼肉。

③核桃补脑。核桃中含有的不饱和脂肪酸能改善血管弹性，促进神经细胞的活力；亚麻酸在体内能转化为DHA，有助于胎儿、婴幼儿大脑与视网膜的发育；磷脂能增强细胞活力，防止脑细胞衰退。但核桃仁毕竟是富含油脂的食物，不宜过量进食，核桃仁的食用量应控制在每天5～6个、20～30g为宜。

（3）下面这些说法一定是不可信的。

①吃猪皮美容。猪皮中含有大量维持皮肤储水功能所需的胶原蛋白和弹性蛋白，能保持皮肤的弹性，预防皮肤松弛，但是猪皮受热后蛋白质早已经变性，根本不可能美容。

②以肾补肾。动物的肾脏中含有大量嘌呤，容易导致血尿酸增高，诱发痛风，猪、牛、羊等的肾脏里面均含有不同数量的重金属镉，镉对人体组织和器官的危害是多方面的，尤其是对肾脏、肝脏和生殖功能的危害，不仅会

造成精子的数目减少，还可能会因镉对染色体的伤害，造成受精卵不易着床，影响受孕。

③吃肝补肝。肝脏是人和动物最大的解毒器官，体内的各种毒素大多要经过肝脏来处理，排泄转化、结合，肝病患者由于肝功能受损，难以及时分解掉这些毒素，这就会加重肝脏负担，影响肝病的康复。

④牛鞭壮阳。牛鞭是牛的阴茎，虽然是生殖器官，但不含雄激素，而且食用含有动物雄激素的睾丸也未必有效，因为雄激素进入人体消化道后会经肝脏代谢而失效。

⑤猪脑补脑。猪脑中虽然含有较高的蛋白质，但胆固醇、脂肪含量也非常高，每100g猪脑中，胆固醇含量达到2500mg，是同样重量鸡蛋黄的8倍左右，过多食用高胆固醇食物会引发高血脂，甚至诱发中风等心脑血管疾病。

可见“以形补形”这类说法不可全信，但也不一定要全盘否定，可以择其精华，对于有确切依据的补法才可以使用，以免引起反面效果。每个人的状态不一样，体质不同，补法也不同，中医讲究人体的整体状态，选择食疗时要因人而异，且食补应该在医生的指导下进行。

71. 螺旋藻到底营养几何？

从生化组成的角度来说，螺旋藻确实有它的特别之处。它的蛋白质含量很高，最高能占到干重的70%，其氨基酸组成也比较接近人体需要。在它含有的脂肪中，多不饱和脂肪酸的比例很高。它的维生素含量也很高，尤其是B族维生素和维生素C、E以及类胡萝卜素。它的矿物质含量也比较丰富，比如钾、钙、铬、钴、铁、锰、硒、锌等。因为这些成分对于人体营养都是有意义的，所以人们确实曾经对它寄予了厚望，说它是一种优秀的食品也不为过。

但是，“优秀的食品”和“神奇的保健品”是两个概念。食品和保健品关键的区别在于，食品需要大量地当饭菜吃。螺旋藻的蛋白质含量是比其他食物高，但是作为“保健品”的螺旋藻，没有人会当菜来吃，其他的营养成分也是如此，螺旋藻中可能所含的比例比较高，但是它是否能满足人体需求，更取决于能吃多少。

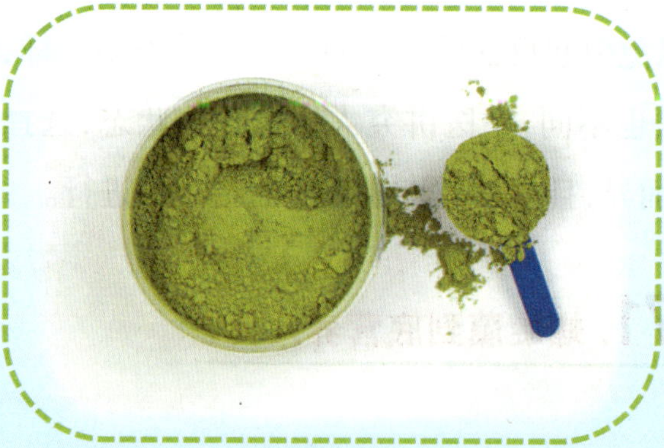

72. 螺旋藻具有神奇的保健功效吗？

螺旋藻不具有保健功效。螺旋藻含有蛋白质、不饱和脂肪酸和大量微量元素，这些确实是人体所需的重要成分，据此就被打扮成能够“保健”“治病防病”，这种看似“合理”的推理，实际上只有在人体缺乏某种营养成分的情况下才成立。比如说，蛋白质摄入不足的人，每天吃些螺旋藻就会有所帮助。

73. 正常人需要补充蛋白粉吗？

正常人一般不缺蛋白质，每个正常人体内都含有数万种蛋白质，它们是最为重要的生物分子，几乎一切生命活动都需要它们的参与。蛋白粉摄入量因人的年龄、体重及劳动强度不同而存在一定的差异，并不是每个人都适合补充蛋白粉，补得不当不仅会增加肝脏、肾脏负担，而且还会使体内的钙流失，造成骨质疏松症。

市场上的蛋白粉大多是从大豆中提取出来的，而大豆蛋白并非品质最好的蛋白质。大豆蛋白的净利用率只有60%，也就是说，10g蛋白粉中的8g蛋白质其实只有5g

能被人体利用来制造蛋白质，而鸡蛋的净利用率能达到90%以上。

74. 糯米适合做醪糟吗?

糯米可以用来煮粥，也可以用来做汤圆，但是最健康也最神奇的做法还是把它做成醪糟酒酿。糯米可以帮助消化，也有安神的作用，能够缓解疲劳和头昏眼花的症状，糯米的这些效果在做成醪糟酒酿以后更加突出，而且食用起来也更方便，不太受使用量的限制。醪糟酒酿可以在中午和晚上服用，不但帮助消化，而且镇静安神，也会让胃觉得很舒服。

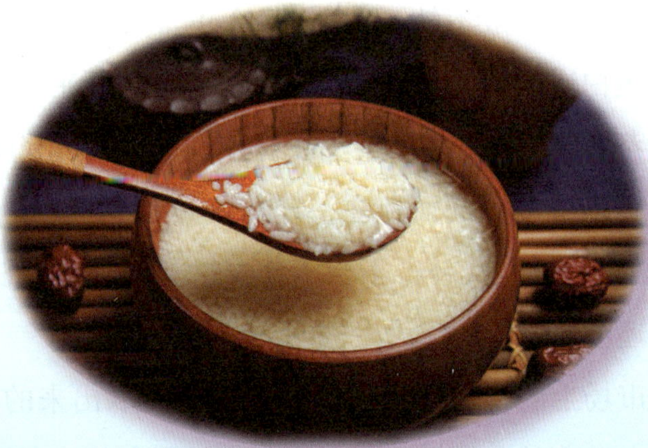

75. 吃荞麦面条能长身体吗?

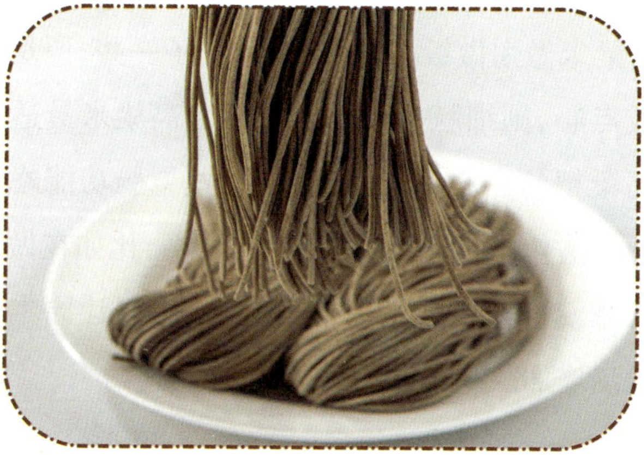

荞麦的蛋白质含量比大米和面粉都高,尤其是成长过程中的儿童,更适合吃一些荞麦面,荞麦面条最适合的搭配就是用肉末和黄瓜一起凉拌,黄瓜可以让荞麦面更清爽不容易腻,而肉末最好采用羊肉末,羊肉温暖养胃,和荞麦是很好的搭配。荞麦面性凉,容易伤胃,所以在做的时候一定要泡得时间长一些,直到泡软,口感更好,也更容易消化。

最适合食用荞麦的就是老年人和小孩子,偶尔吃一吃荞麦面条,老年人可以用来减血脂、降血压,小孩子在成长期间更是少不了荞麦。荞麦面条虽然好吃,但是并不适合作早餐和晚餐,容易让胃部受损,或者不容易消化,每次不应食用过多。

76. 高粱适合做点心吗?

高粱米做粥做饭,都显得略粗糙了一些,但是磨成面粉做成点心,则细腻且营养了很多。高粱米最适合做一种叫高粱粑的点心,高粱粑对于一些胃肠功能略差的人来说不好消化,可以尝试做一些高粱羹,比如在做银耳羹或者玉米羹的时候放上一点点高粱,可以让原本就很营养的羹汤增加一些丰润的口感。

77. 哪些食物不能搭配混吃?

很多的食物是不能混吃的,下面整理了几条食物相克的搭配:

猪肉与豆类:形成腹胀、气壅、气滞。

猪肉与羊肝:共烹炒易产生怪味。

猪肉与田螺:二物同属凉性,且滋腻易伤肠胃。

猪肉与茶:同食易产生便秘。

猪肉与鸭梨:对肾不好。

猪肝与富含维生素C的食物:引起不良生理效应,面部产生色素沉着。

猪肝与番茄、辣椒:猪肝中含有的铜、铁能使维生素

C氧化为脱氢抗坏血酸而失去原来的功能。

猪肝与菜花:降低人体对两物中营养元素的吸收。

猪肝与荞麦:同食会影响消化。

猪肝与雀肉:两者同食会消化不良,还会引起中毒。

猪肝与豆芽:猪肝中的铜会加速豆芽中的维生素C氧化,失去其营养价值。

猪血与何首乌:会引起身体不适。

驴肉与金针菇:同食会引起心痛,严重会致命。

鸡肉与芝麻:此搭配严重者会导致死亡。

兔肉与小白菜:容易引起腹泻和呕吐。

鲤鱼与咸菜:可引起消化道癌肿。

西红柿与白酒:同食会感觉胸闷和气短。

西红柿与地瓜:同食会得结石病、呕吐、腹痛、腹泻。

菠菜与豆腐:菠菜中的草酸与豆腐中的钙会形成草酸钙,使人体的钙无法吸收。

土豆与香蕉:面部会生斑。

咖啡与香烟:容易导致胰腺癌。

洋葱与蜂蜜:同食会伤眼睛,引起眼睛不适,严重会失明。

葱与豆腐:形成草酸钙,造成了对钙的吸收困难,导致人体内钙质的缺乏。

糖精与蛋清:同吃会中毒,严重会导致死亡,一定要注意。

梨与开水：吃梨喝开水，必致腹泻。

78. 吃黑芝麻丸真的能黑发吗？

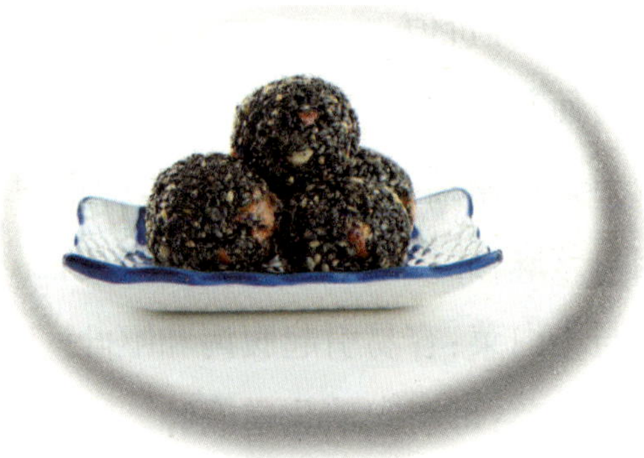

很多黑芝麻丸的广告都宣称“以黑养黑、乌黑浓密”，但这并没有证据，食物的“黑”是因为含有花青素等多酚类物质呈现出来的颜色，而头发的黑是源于毛囊黑色，二者是两回事，食物的黑无法直接补到头发上去，况且很多黑芝麻丸里也并非全是芝麻，还可能有蜂蜜、黑豆粉、白砂糖等，吃多了有可能头发还没变化，脂肪明显见长。

79. 鱼丸等速冻食品是否含有很高的热量？

鱼丸之类的速冻食品热量是比较高的，一般五六个鱼丸的热量就相当于一碗米饭的热量，所以减肥期的朋友们在吃鱼丸的时候一定要掌握好了。鱼丸虽然好吃，但是一定不可以吃太多，而且鱼丸里面的油脂和胆固醇含量都特别高，并且做鱼丸的时候还会添加许多调味剂，因此添加剂含量很高，很难代谢掉，虽然不算是垃圾食品，但是真的不是特别健康。

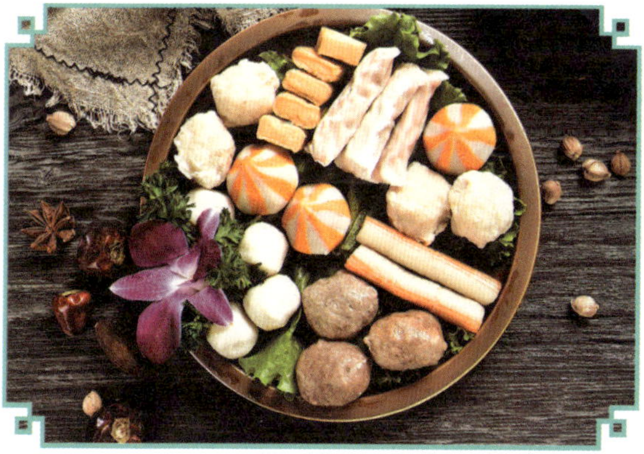

80. 吃鸡蛋有哪些益处？

(1)吃鸡蛋增加饱腹感

鸡蛋中含有的丰富蛋白质以及脂肪能够为身体持续、稳定地提供能量，有效增强饱腹感。

(2)吃鸡蛋促进大脑发育，健脑益智

鸡蛋中含有的卵磷脂、胆碱等成分能够有效促进大脑的发育，对于增强记忆力、延缓老年人的智力衰退、改善记忆力都是很有帮助的。

(3)吃鸡蛋有利于视力

鸡蛋中的蛋黄含有核黄素能够帮助预防嘴角干裂，另外还含有有利于视力的叶黄素和玉米黄素，能够有效保护眼睛，特别是老年人吃蛋黄能降低白内障的患病可能性。

(4)吃鸡蛋保护肝脏

鸡蛋中含有的蛋白质能够帮助修复肝脏受损组织，蛋黄中含有的卵磷脂还能够加速干细胞的再生，并且提高体内血浆蛋白的含量，增强机体的代谢功能和免疫功能，多方面帮助提高肝脏功能。

(5)防癌作用

鸡蛋中含有的维生素B_2能够有效帮助分解体内的致癌物质，另外鸡蛋含有的硒、锌等元素也能够帮助防癌抗癌。特别是鸡蛋中含有的光黄素和光色素对于淋巴癌、喉癌的抑制作用较强。

(6)防治动脉硬化

美国营养学家和医学人员根据蛋黄中卵磷脂的乳化作用，用鸡蛋来防治动脉粥样硬化，获得了出人意料的效果。

(7)吃鸡蛋延缓衰老

鸡蛋中含有的营养种类繁多且丰富，能够为人体提供较为全面的营养素，能够帮助延缓衰老。但是要注意鸡蛋最好是蒸煮食用以保持营养，每天吃鸡蛋不宜过多，以免胆固醇摄入过多而引起胆固醇偏高等问题。

(8)吃鸡蛋美容养颜

鸡蛋中含有较为丰富的铁，能够为身体补充铁元素，皮肤也会变得红润有光泽。如果体内铁元素缺乏很容易出现缺铁性贫血，表现为皮肤泛白萎黄，没有光泽。

81. 鸭蛋的食疗作用有哪些？

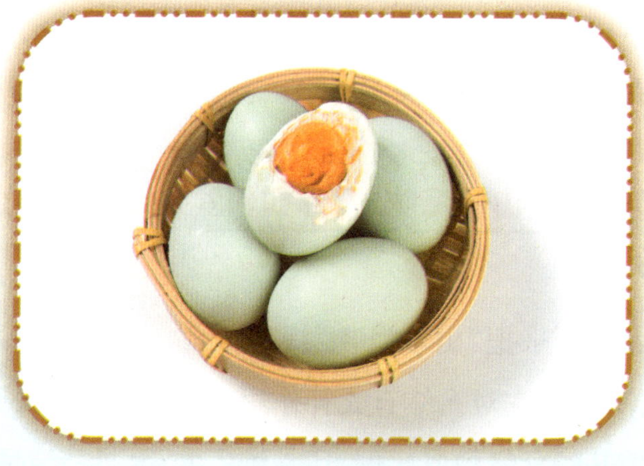

(1)清肺祛热

鸭蛋性凉，味甘，归肺、脾经，有滋阴清肺、补心祛热、生津益胃等功效。主治肺阴亏虚，干咳少痰，咽干而痛，胃阴亏虚，口干而渴，干呕，大便干燥等症。适用于病后体虚、燥热咳嗽、咽干喉痛、腹泻等病患者食用。

(2)滋阴养血

和鸡蛋相比，鸭蛋中所含矿物质的总量超过鸡蛋很多，特别是铁和钙的含量更为丰富，能预防贫血，促进骨骼发育。中医认为鸭蛋有大补虚劳、滋阴养血的功效，特别适宜女性食用。

(3)养颜美肤

鸭蛋含丰富的维生素B_2，可以促进人体发育和细胞的再生；促使皮肤、指甲、毛发的正常生长。因此，常吃鸭蛋对保持皮肤及毛发健康，并达到养颜美肤的效果。

(4)鸭蛋壳研磨成粉末，有壮骨、制酸止疼的功效。可治胃溃疡、胃疼、胃炎等。

82.“山珍海味”营养如何？

人们历来把“山珍海味”视为美食，有人对山珍海味很迷信，认为它对人体有大补作用。其实，“山珍海味”无论其氨基酸含量构成比例，还是维生素、无机盐或微量元素等，都没有什么特别高的营养价值。例如燕窝，它是金丝燕分泌的唾液及其绒羽混合黏结而成，其糖类含量30.55%，不如同等数量的蟹肉；其脂肪含量0.3%，也不如同等数量的肉类、大豆等。“山珍海味”在加工干制过程中，一般多经晾晒、焙干、脱水或腌制等工序，营养成分又不断遭到破坏。因此，盲目追求“山珍海味”真是得不偿失。

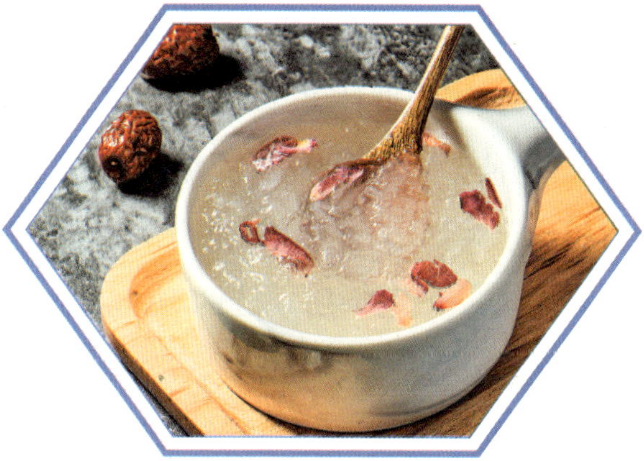

83. 养颜助眠的食物有哪些?

(1)小米。在所有谷物中，小米含色氨酸最为丰富。此外，小米含有大量淀粉，吃后容易让人产生饱腹感，可以促进胰岛素的分泌，提高进入脑内的色氨酸数量。

(2)核桃。在临床上，核桃被证明可以提高睡眠质量，因此常用来治疗神经衰弱、失眠、健忘、多梦等症状。具体吃法是配以黑芝麻，捣成糊状，睡前服用15g，效果非常明显。

(3)葵花子。葵花子含多种氨基酸和维生素，可调节新陈代谢，改善脑细胞抑制机能，起到镇静安神的作用。晚餐后嗑一些葵花子，还可以促进消化液分泌，有利于消食化滞，帮助睡眠。

(4)牛奶。温牛奶含有一些色氨酸(具有镇静作用的一种氨基酸)和钙，钙有利于大脑充分利用色氨酸。

(5)大枣。大枣味道甘甜，有助于睡眠。

(6)菠菜。菠菜是名副其实的“蔬菜之王”，因为它的营养价值相当于鸡蛋、胡萝卜、番茄等等食物的总和。菠菜的红根还含有一般蔬果所缺乏的维生素K，菠菜中的叶酸能够维持大脑血清素的稳定，促进神经健康，让你保持心情平和。

84. 吃坚果有哪些学问？

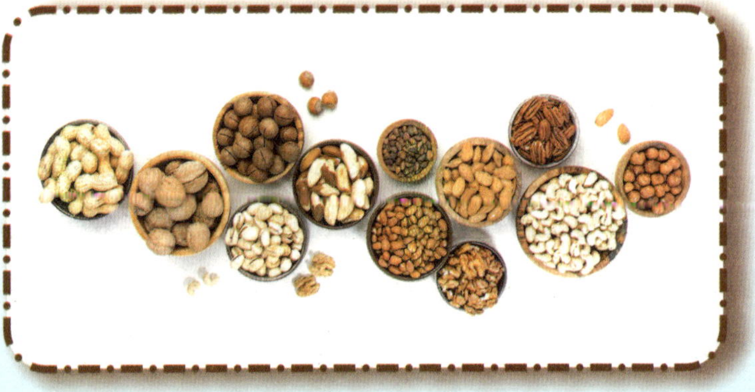

(1)栗子。对辅助治疗肾虚有益，故又称“肾之果”。但一次不宜多食。最好在两餐之间把栗子当成零食，或

做在饭菜里吃。新鲜栗子容易发霉变质，变质的栗子不能吃。

(2)核桃。核桃堪称抗氧化之王。美国饮食协会建议人们每周最好吃两三次核桃。核桃中所含的精氨酸、油酸、抗氧化物质等对保护心血管，预防冠心病、中风、老年痴呆等是颇有裨益的，但一次不要吃的太多，否则会影响消化。

(3)葵花子。瓜子中的佼佼者，营养相当丰富。每天吃一把葵花子，就能满足人体一天所需的维生素E。常嗑葵花子对预防冠心病、中风，降低血压，保护血管弹性有一定作用。同时能治失眠，增强记忆力，对预防高血压和神经衰弱有一定作用。

(4)开心果。心脏之友，开心果主要含单不饱和脂肪酸，所以开心果不像其他坚果容易酸败，吃开心果可降低胆固醇含量，减少心脏病。一次吃10粒开心果相当于吃了1.5g单不饱和脂肪酸。但贮藏时间太久的开心果不宜再食用。

(5)甜杏仁。含有50%的脂肪、25%的蛋白质、10%的碳水化合物及维生素E和钙、镁、硼、钾等元素。常食杏仁的冠心病患者，心绞痛发生的概率比不食者减少50%。杏仁有调节胰岛素与血糖水平的作用，也是糖尿病的食疗品之一。

(6)榛子。榛子营养丰富,人体所必需的八种氨基酸样样俱全,其含量远远高过核桃。榛子中钙、磷、铁含量也高于其他坚果。由于其营养丰富,味道甘美,自古以来人们就把它作为珍果,榛子性平味甘,有补气、健脾、止泻、明目、驱虫等功效。

(7)南瓜子。含有丰富的泛酸,泛酸可以缓解静止性心绞痛,并具有降压作用。但也要注意一次不要吃得太多,曾有食用南瓜子过量而导致头晕的报道。

(8)花生。富含优质的蛋白质和脂肪及多种微量营养素。在调整人体特别是孩子营养平衡方面有很重要的作用。花生衣有增加血小板数量、抗纤维蛋白溶解作用,故高黏血症者宜去皮食用。但花生消化吸收率较低,过量食用会加重胃肠负担,需引起注意。

(9)松子。被誉为"长寿果"。松子含有蛋白质、脂肪、糖类。所含脂肪大部分为亚油酸、亚麻酸等有益于健康的必须脂肪酸,钙、磷、铁等含量也很丰富,常吃可以滋补强生。存放时间长会产生哈喇味,不宜食用。胆功能不良者应慎食。

(10)腰果。腰果中脂肪含量占47%、蛋白质为22%。与其他坚果相比,腰果中对人体不利的饱和脂肪酸含量要稍高一些,占20%左右。因此,应避免吃得太多。

85. 核桃粉真的能补脑吗?

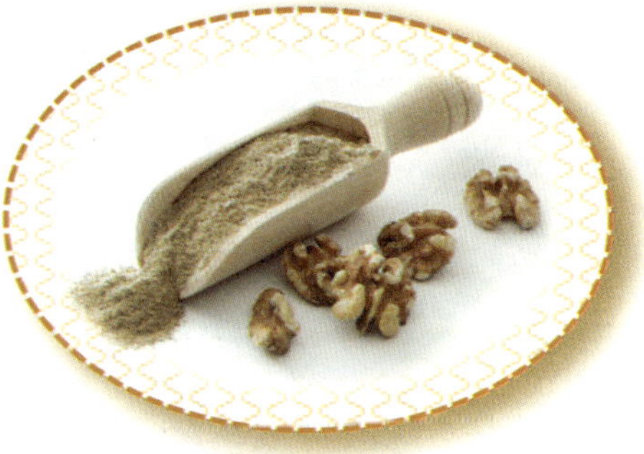

核桃是生活当中最常见的坚果,它的营养比其他的坚果丰富,每100g核桃仁含蛋白质15~20g、脂肪60~70g、碳水化合物10g,并含有人体必需的钙、磷、铁等多种微量元素和矿物质,以及胡萝卜素、核黄素等多种维生素,尤其是其中含的磷脂,对脑神经有良好的保健作用,这些油脂还可供给大脑基质的需要。核桃中所含的微量元素锌和锰是脑垂体的重要成分,常食有益于脑的营养补充,因此,核桃有着健脑益智的功效。

86. 怎样判断缺少哪种维生素?

(1)缺维生素A:指甲出现深刻明显的白线,头发枯干,皮肤粗糙,记忆力减退,心情烦躁及失眠。

(2)缺维生素B_1:对音响有过敏性反应,小腿有间歇性的酸痛。

（3）缺维生素 B_2：嘴角破裂溃烂，出现各种皮肤性疾病，手脚有灼热感觉。对光有过度敏感的反应。

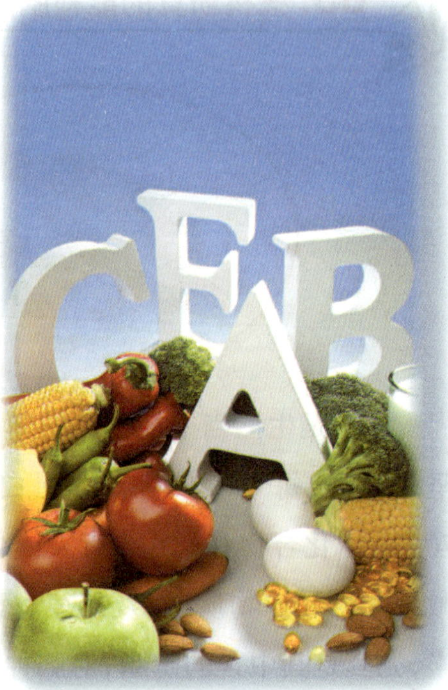

（4）缺维生素 B_3：舌头红肿，口臭，口腔溃疡，情绪低落。

（5）缺维生素 B_6：舌苔厚重，嘴唇浮肿，头皮特多，口腔黏膜干燥。

（6）缺少维生素 B_{12}：行动易失平衡，身体时有间歇性不定位置痛楚，手指及脚趾酸痛。

（7）缺少维生素C：伤口不易愈合，虚弱，牙齿出血，舌苔厚重。

如果发现有上述现象，尤其是中老年人最好请教一下医生，不要自作主张乱服维生素。判断不准的维生素，对身体反而有害。

87. 维生素能空腹吃吗？

不能空腹吃。维生素类药口服后主要由小肠吸收，如果是在饭前服用，胃肠道内没有食物，空腹服时药物会被迅速吸收，进入血液，致使维生素在血液中的浓度增高，尚未被人体利用之前即经过肾脏通过尿道排出体外。所以，建议大家最好是在饭后服用。同时，不同的维生素在服用时，还应注意以下几点：

(1)维生素 B_1、B_2 和 B_6：饭后服吸收率稳定，这是由于进食后胃内容物排出速度减慢，使药物被缓慢运送到小肠上部，避免了吸收机制中的饱和现象。

(2)维生素 B_{12} 与维生素 C：这两种药饭后服更利于吸收。但是这两种药不能同时服，若同时服用，可使 B_{12} 的生物利用度降低，药效大减。为避免 B_{12} 缺乏，两者应相隔 2~3h 服用。

(3)维生素 D：属脂溶性维生素，所以最好先吃一些油脂性食品，以利于该药的溶解、吸收。若用于治疗婴儿手足抽搐症，则应首先补充钙剂。

(4)维生素 AD(鱼肝油丸)：适宜于饭后 15min 服，并进食油脂性食物，以助吸收。

(5)维生素 PP(烟酸、尼克酸)：会引起皮肤潮红、瘙痒、灼热,甚至出现心悸、荨麻疹、恶心、呕吐等副作用,饭后服用可以减轻这些副作用。

88. 老年人如何补充维生素?

维生素是维持机体生命活动不可缺少的营养物质,对老年人来说,由于生理接纳能力的老化及抵抗力的降低,维生素的作用相对而言就更重要了。但是,由于不少老年朋友对维生素种类及需求量不甚了解,摄取品种过多,或剂量过大,对身体反而不利。因此总的原则应是饮食平衡补充,药物适量辅助,用量切勿过度。

89. 服用维生素的饮食禁忌有哪些?

(1)服用维生素C时忌食动物肝脏,否则维生素C会迅速氧化失去生物功能。此外,在服用维生素C时,也不宜大量进食黄瓜、胡萝卜、南瓜等蔬菜,这是因为这些蔬菜中含有维生素C分解酶,可使维生素C遭到破坏而失去疗效。

(2)服维生素A时忌饮酒,否则会严重影响视循环和男性精子的生成功能。

(3)服用维生素AD时忌喝粥汤,否则会使维生素流失。

(4)服用维生素B_1忌食鱼类和蛤蜊,否则会破坏维生素B_1。

(5)服用维生素B_2时忌食高脂肪食物和高纤维类食物,否则会降低维生素B_2的吸收率;高脂肪膳食会加重维生素B_2的缺乏。

(6)服用维生素B_6时忌食含硼食物,否则会影响维生素B_6的吸收和利用,富含硼的食物有南瓜、胡萝卜、茄子等。

90. 服用维生素的注意事项是什么?

维生素是临床应用最为普遍的药物之一,很多人也经常自行购买服用。然而,应该怎样科学合理地应用还是大有学问的。

(1)注意剂量

维生素也和其他药物一样,要掌握好剂量,并非像有些朋友想象的那样——补药越多越好,维生素D过量导致的后果比佝偻病或成年人的骨质疏松症要危险得多,每天用3000IU以上或2周即总量达25万IU可产生毒性反应。大量静脉注射维生素C(一般人认为最安全的维生素)会发生红细胞溶解或静脉栓塞,甚至致命。

(2)注意配伍

广谱抗生素(青霉素或四环素等)可引起B族维生素缺乏;维生素C不能和通常用的补血药(铁剂)配伍;抗结核药可造成维生素B_6缺乏;便秘时如常用液体石蜡通便,可导致维生素A、D、K吸收不良。就是维生素与维生素之间也有“不相容”的情况,虽程度各不相同。例如维生素C过多会破坏食物中的B_{12};治疗心血管病常用烟酸(维生素PP),可引起体内维生素B_1、B_2和胆碱(也是维生素的一种)缺乏。

(3)注意副作用

维生素B_1、K都有严重过敏反应甚至致死的报告。另外,不同的维生素各有其特异的不良反应,如维生素A可出现头痛、烦躁、嗜睡等神经系统症状;维生素D可引起动脉、肾曲小管甚至骨骼的钙化和过度钙化;维生素E可引起血栓形成及月经过多等等。但这些反应多易在剂量过大时发生,所以说从防止不良反应要求出发,也要严格控制服药剂量,用药方法还是以口服比较安全。

(4)注意科学保存

各种维生素最好单独分别存放,如维生素C不能与维生素B_2接触;有的要用棕色药品贮放以避光和紫外线照射,如维生素D和维生素B_2等;药瓶在不取药时应盖紧,以免空气使之过快氧化而失去药效,如维生素A(鱼肝油),维生素C存放过久会发黄,也就是这个原因。

91. 能不能把维生素当补品?

只有需要维生素量较大的儿童、孕妇、授乳妇女以及食物中缺乏维生素、进食过少或吸收功能发生障碍,使摄入的维生素不足而导致维生素缺乏症的人才需要适当地补充维生素。即使这样,也不能随便使用,而是应该本着缺什么补什么的原则,并适当掌握其用量。

然而,却有些人错误地将维生素视为营养补品,不管自己或其小孩是否缺乏,自行长期不加限制地服用,有的人认为维生素反正是补药,每次多服些也无碍,殊不知"是药三分毒",任何药若使用过多过滥都会引起不良后果。长期过多服用维生素能引起体内维生素之间的不平衡,影响机体的正常功能甚至中毒。

92. 服用维生素过量有哪些危害?

(1)维生素A:大量的维生素A会减少健康人大脑中的血流量,引起头疼脑涨,甚至死亡。维生素A过多,还会损害手臂和腿部的关节。

(2)维生素B:过量服用B族维生素,也会引起许多问题，如过多的维生素B_6可以使人体神经中毒。

(3)维生素C：太多的维生素C可以引起胃痛和肠功能失调。同时，大量服用维生素C还可影响红细胞的产生，使人身体虚弱、疲劳。此外，正在接受放疗或化疗的癌症患者不宜服用。

(4)维生素D：维生素D服用过多(成人>20 000IU，儿童>1800IU)，则可能会引起维生素D过多症，表现为：口渴、眼睛发炎、皮肤瘙痒、呕吐、腹泻、尿频以及引起人体空腔脏器的异常沉淀。

(5)维生素E：维生素E过量使用会引起血小板聚集、血栓形成，如与雌性激素合用，还将引发血栓性静脉炎。

另外，大量服用维生素还会影响服用其他药物的效果，而服用维生素一旦上瘾，突然停止服用，会引起身体不适。

93. 吃维生素好还是吃蔬菜好？

蔬菜中的多种维生素，确实可以从复合维生素片中获得。然而，蔬菜中含有的钾、钙、微量元素等矿物质营养素从维生素药中不能得到。即使是现在最全的复合营养素药丸，也没有包括足够的钙和钾。

因此，仅吃药片和药丸是不能维持膳食的营养平衡的。蔬菜中的生理活性物质、膳食纤维等，也是药片中不可能有的。所以，任何药片、药丸都不能代替每天吃足够的蔬菜。

94. 矿物质与人体的关系是什么？

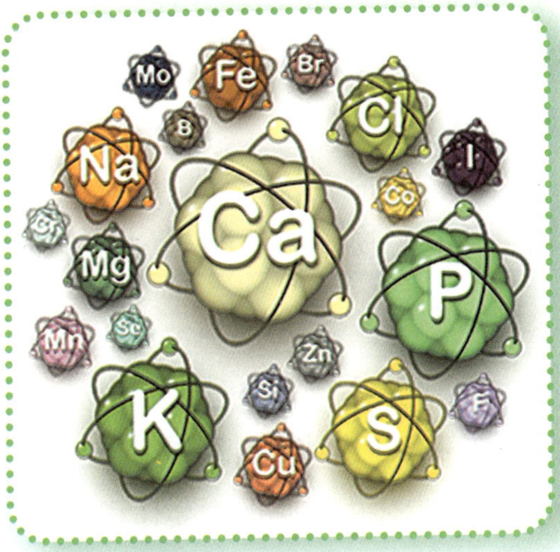

矿物质是构成人体组织的重要材料，如果矿物质摄取不足的话，那么身体就会出现各种各样的疾病，比如贫血、骨质疏松等。

人类为了维持正常的生命活动和体力活动，必须不断从外界环境中摄取必要的营养物质，营养物质是一些维持机体正常生长发育、新陈代谢所必需的物质，又称营养素。营养素是主要存在于食物中能被人体消化、吸收和利用的化学物质，人体所需要的营养素有40种以上，包括来自蛋白质的各种氨基酸、来自脂肪的各种脂肪酸、来自碳水化合物的单糖，以及无机盐类、维生素和水等。矿物质元素是构成人体组织和维持正常生理功能必需的重要物质，是人体生长发育的七大营养要素之一。矿物质能够调节我们身体中的体液并控制神经脉冲的活动；有些矿物质还能提供细胞所需的氧分并清除体内生成的二氧化碳。

95. 各个矿物质的功能与食物来源有哪些？

（1）钙

钙的含量在人体内比其他矿物质要多得多，大部分贮存在骨骼和牙齿之中。它的主要作用为维持所有细胞的正常生理状态，增强人的抵抗力，减轻女性经前的症状，减少疲劳，恢复精力。钙主要存在于奶制品、绿色叶菜、大豆、花生、核桃及葵花子中等。

（2）铁

铁是维持生命的主要物质，是制造血红素（红细胞中的色素）和肌血球（肌肉中的色素）时所需的主要物质。它能维持机体的免疫功能，增强对疾病的抵抗力，并构成血红素。铁主要来源于动物的肝脏、牛心、瘦肉、坚果类和牡蛎、豆类等。

(3)磷

磷存在于人体所有细胞中,几乎参与所有生理上的化学反应,是维持骨骼和牙齿的必要物质。它的主要作用是协助脂肪和淀粉的代谢,供给能量和活力,维持肾脏正常的运作机能,并能减少关节炎的痛苦,维持大脑和神经的正常功能。含量较多的有鱼类、家禽类、蛋类、坚果类和未精制的谷类。

(4)钾

钾的主要作用是排除细胞中的钠,保持血压正常,保持心肌工作正常,预防心律不齐,并帮助输送氧气到脑部,增进思路清晰。主要来源于柑橘类、绿叶蔬菜、香蕉、马铃薯等。

(5)钠

钠能使钙和其他矿物质溶于血液之中,与新陈代谢息息相关,并能防止因过热而疲劳和中暑,维持正常的血压。主要来源包括食盐、甲壳类、胡萝卜和腌制品等。

(6)碘

碘在人体中含量很微小,但是这种矿物质对人体的全面健康极为关键。它有制造甲状腺素,促使甲状腺的正常运行,转化多余的脂肪,减轻体重,促进人体生殖、神经和肌肉的功能，并有助于治疗胸部囊肿病变纤维瘤。碘主要分布在海带和其他海藻类、洋葱以及海鲜类中。

(7)镁

镁在血糖转变为能量的过程中扮演着重要角色，它使神经和肌肉的机能运作正常。它的主要作用是促进心脏、血管的健康，预防心脏病和心律不齐，防止钙沉淀在组织和血管壁中，防止产生肾结石、胆结石，改善消化不良，预防糖尿病并发症，协助抵抗忧郁症等。富含镁的食物包括全谷物、豆科植物、深色绿色蔬菜、多种种子以及有壳的水产动物。

(8)锌

锌被称为"生命之花"，大脑的生长离不开锌，它是人体内合成DNA和蛋白质的主要物质。锌能帮助形成胰岛素，控制肌肉的收缩，稳定血液状态，维持体内酸碱平衡，有助于对生殖能力障碍的治疗，预防前列腺病，并促进生长发育使思维敏捷。主要来源于肉类、动物肝脏、鸡蛋、脱脂奶粉、海鲜(尤其是牡蛎)等。

(9)硒

硒被人们称作"月亮元素"，广泛地存在于人体所有器官和组织中。它具有抗氧化、增强免疫力、预防和治疗头皮屑、治疗病毒的感染，减轻口腔疱疹、带状疱疹及心脏病的作用。主要来源于糙米、肝、肾、牛奶、海产品、家禽、西红柿、西兰花等。

(10)铜

铜是人体必需的微量矿物质,是形成胶原的必要物质。胶原则是骨骼、皮肤和结缔组织的基本蛋白质。它的作用是合成胶原蛋白,帮助铁质的吸收和运送,帮助形成血红素,提高活力。主要来源于动物内脏、面粉、大米、豆类和花生等。

96. 食品加工过程中矿物质有哪些损失?

(1)食品加工前的修整可能直接带来矿物质的损失:如水果蔬菜在加工过程中往往要去皮处理,有些蔬菜还要进行去叶处理等。由于靠近皮的部分,外层叶片和所有的绿叶往往正是植物矿物质含量最多的地方,这些处理可能会导致富含矿物质的部分被废弃损失。

(2)谷物的精致加工:与维生素一样,矿物质主要存在于谷物的外层,研磨精致的过程中会造成很大损失。

(3)溶水损失是加工中矿物质损失的重要原因:动植物组织的汁液的流失都是使矿物质损失的因素。清洗、泡发以及热烫等处理也带来了损失的机会。例如,海带原本是碘的丰富来源,由于烹调前要进行长时间的浸泡,导致碘元素损失多。还有对蔬菜进行的漂烫处理,使大量的钾溶到水中造成浪费。

(4)食品的不当烹调使矿物质生物利用率降低:如含有草酸的食物不经过焯水就与含钙丰富的食品烹调,会造成钙部分无法被人体吸收等。

97. 老年人是否需要补充微量元素?

随着年龄的老化,胃肠道消化吸收功能减弱,老年人对各种微量元素摄取能力逐渐减退,体内的含量也就逐渐减少。老年人适当补充必需微量元素,对于抗衰老、预防和治疗各种疾病具有重要作用。

老年人到医疗机构通过检查血、尿或头发等途径,了解自己是否缺乏必需微量元素。除了一些特定的低分布区(如低碘、低硒地区)外,人体所需的微量元素,一般可从食物及饮水中得到补充。由于它们广泛地存在于多种食物中,老年人应当注意饮食多样化。如果已经出现较为明显的微量元素缺乏症,应在医生指导下服用相应的药物制剂。

98. 小孩需不需要补充微量元素?

在孩子生长的过程中,微量元素不是唯一影响孩子身体的因素，请不要过于看重微量元素的作用，也不要把孩子身上的所有问题归结为微量元素不足而自行进行补充。如果盲目地补充微量元素，不但可能无法吸收，还容易出现各种微量元素间的相互抵抗。只要保证“自然食物、均衡膳食”就可以了。当孩子有生长发育落后、消瘦、胃口差、膳食结构不合理、经常偏食、挑食，有的反复发生口腔溃疡，还有智力发育落后、不规则脱发，口周、肢端及生殖器部位皮肤发炎并难以治愈等问题时，可以带孩子去医院咨询，在医生的建议下检测一些微量元素，如铁、锌等并进行适当地补充。

99. 煮米粥豆粥加碱好不好？

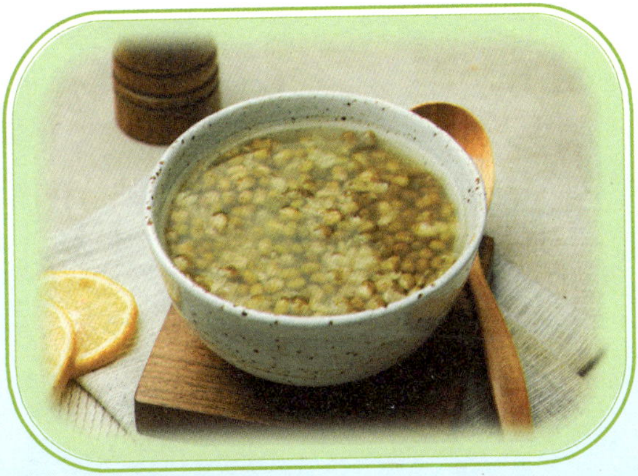

用大米煮粥时，无论是煮白粥，还是豆粥、菜粥，都不应该加碱，因为加碱煮出来的粥B族维生素损失率高达

96%，矿物质也不容易被吸收。

此外，煮粽子、制豆沙馅等也不应该加碱。

100. 虾是不是越大越补钙？

虾并不是越大越补钙。虾含有一定量的钙，但是含量比较低（大约每100g虾肉含钙30mg），因此不是补钙的最佳选择。虾皮的钙含量很高，但是考虑到它的质量很轻，加上盐分高，也不推荐作为补钙首选。主要的钙食物来源包括乳制品（牛奶、奶酪等）、深绿色蔬菜（如甘蓝、花椰菜、芜菁等）、水果（如橙子、杏和干无花果）、豆类或豆腐、坚果（如杏仁、扁桃仁、巴西坚果等）、带软骨的鱼（如沙丁鱼、三文鱼软骨可食）等。